le guide di Natura&Salute

Come una pentola **a pressione**

Attilio F. Speciani
Gabriele Piuri

tecniche nuove

Redazione: tel. 0239090264, fax 0239090255
e-mail: libri@tecnichenuove.com
Vendite: tel. 0239090440, fax 0239090373
e-mail: vendite-libri@tecnichenuove.com
http://www.tecnichenuove.com

ISBN: 978-88-481-2879-7

Coordinatrice della collana: Daniela Garavini
Progetto grafico e copertina: JDT, Milano

Stampa: New Press, Como
Finito di stampare nel mese di febbraio 2013
Printed in Italy

Supplemento al numero 3, marzo 2013 della rivista ***Farmacia News*** – ISSN 1590-3699

Direttore responsabile: Giuseppe Nardella
Registrazione Tribunale di Milano n. 313 del 23/4/91
Iscrizione nel Registro degli Operatori di Comunicazione n. 6419 (delibera 236/01/Cons del 30/6/01)
Pubblicazione vendibile nelle farmacie ai sensi dell'art. 7 della legge n. 67 del 25/2/1987

Indice

Ringraziamo Francesca Speciani per il suo lavoro di editing e per il supporto in momenti di difficoltà.

Prefazione

Le reazioni avverse agli alimenti: una pentola a pressione che nessuno vuole aprire

La nostra immagine preferita, per spiegare l'infiammazione generale dell'organismo e gli effetti dei diversi interventi terapeutici, è quella della pentola a pressione. Chi se ne serve in cucina sa che non è pericolosa, ma per non correre rischi inutili bisogna imparare a usarla correttamente. Nella nostra metafora, il vapore e la pressione rappresentano in senso lato i processi infiammatori dell'organismo. Quanto maggiore è l'infiammazione, tanto più forte sarà la pressione. Qualunque pentola a pressione è dotata di valvole di sicurezza che si aprono e fischiano quando la pressione interna supera il livello di guardia. Le allergie e le reazioni da ipersensibilità rappresentano un analogo campanello di allarme e richiamano l'attenzione su qualcosa che non va nell'organismo, ovvero che l'infiammazione generale ha superato il livello di guardia e che occorre fare qualcosa.

ABBASSARE IL FUOCO O CHIUDERE LA VALVOLA?

Se in questi casi ci limitiamo a chiudere la valvola – ovvero interveniamo con una terapia sintomatica per sedare una risposta allergica o infiammatoria – invece di "abbassare il fuoco" agendo sulla causa originaria del problema o sulla riduzione dell'infiammazione, è come se spegnessimo coscientemente un segnale d'allarme, a nostro rischio e pericolo. Il problema è che allora la pressione all'interno della pentola aumenta ulteriormente, fino ad aprire una seconda valvola di sicurezza, con la comparsa di un altro sintomo, cioè di un altro segnale di allarme. Anche in questo caso si può decidere di affrontare il problema in un'ottica generale o di limitarsi ai sintomi.

Per questo motivo molti pazienti, quando arrivano da noi, presentano un problema principale e poi tutta una costellazione di disturbi più o meno importanti. Magari l'intestino non funziona come dovrebbe, oppure vengono riferiti episodi di

mal di testa o di insonnia. Talvolta si tratta di problemi cutanei, o semplicemente la pelle appare secca, spenta, magari con un po' di dermatite. In altri casi il paziente si sente acciaccato, con dolori articolari che si aggravano appena c'è un po' più di umidità, oppure si ammala di continuo e basta un minimo sbalzo di temperatura perché prenda un forte raffreddore o l'influenza. O ancora, non riesce a dimagrire nonostante gli sforzi e i sacrifici.
Oggi sappiamo che queste costellazioni di sintomi sono quasi sempre la manifestazione di un'infiammazione diffusa dell'organismo e che ogni singolo disturbo rappresenta un campanello d'allarme che segnala la necessità di ridurre prima di tutto l'infiammazione che li sostiene. Molti nostri pazienti ci chiedono di dare comunque un nome preciso ai loro problemi e noi, scherzosamente, ci limitiamo a dire a chi si chiama Paolo che ha la "paolite", o a chi si chiama Claudia che ha la "claudite": sono semplicemente infiammati e, per ridurre la pressione e spegnere tutti i segnali di allarme, non c'è altro da fare che abbassare il fuoco sotto la pentola.

COME SI ABBASSA IL FUOCO

Il modo più semplice ed efficace per abbassare la pressione interna è ridurre lo stimolo irritativo, cioè spegnere il fuoco sotto la pentola, o almeno abbassare la fiamma. L'infiammazione è il modo principale con cui l'organismo risponde alle sollecitazioni. Le infezioni, l'inquinamento, lo stress, la carenza di sonno, un'alimentazione scorretta e molto altro ancora sono come altrettanti fuochi che scaldano le pentola. Modificarne alcuni è molto difficile (se si vive a Milano, per esempio, è necessario convivere con l'inquinamento), mentre su altri possiamo intervenire tutti. Lo studio e il controllo delle personali ipersensibilità alimentari permette di ridurre l'infiammazione da cibo e in molti casi è sufficiente per ridurre la pressione, spegnere i segnali di allarme e stare bene. Anche riducendo solo di poco la flogosi generale si può mettere l'organismo nelle condizioni migliori per funzionare e per affrontare meglio altri stimoli irritativi, come quelli che non abbiamo la possibilità di modificare. Ed è per questo che molti nostri pazienti riescono a risolvere, oltre al problema principale per cui si rivolgono a noi, anche gli svariati disturbi collaterali che li affliggono e dei quali magari non siamo nemmeno stati informati alla visita. Con grande soddisfazione di tutti.

Parte prima

Capitolo 1
Il paleolitico della conoscenza

Il rapporto di amicizia con il cibo è ciò che di più naturale, immediato e necessario esista per ogni essere vivente. In sua assenza diventa impossibile vivere, cioè utilizzare l'energia che viene dal sole e trasformarla in forza e creatività personale. Qualsiasi nostra azione, sia che pensiamo, che scriviamo o che vinciamo una gara di nuoto, è il frutto di questa trasformazione energetica. Un passaggio niente affatto semplice.
Per centinaia di migliaia di anni, i nostri predecessori hanno affinato questa capacità di trasformare l'energia del sole in energia espressa dall'organismo grazie a una lenta e precisa evoluzione che ha inesorabilmente cancellato dalla faccia della terra gli organismi che non erano in grado di trovare le vie più vantaggiose e utili per farlo. Noi esseri umani, invece, oggi siamo qui – in accordo con le teorie evoluzionistiche – pronti a raccogliere la sfida del confronto con le malattie del nostro tempo, malattie in gran parte determinate dai comportamenti alimentari e dal cibo, ovvero proprio da quello stesso amico/nemico che abbiamo imparato a conoscere nel corso dei millenni.

L'INCONTRO CON IL CIBO

L'esperienza che nel corso degli anni abbiamo sviluppato presso il nostro Centro di Milano ci ha fatto comprendere che la guarigione di malattie oggi definite degenerative è spesso legata – come sempre più studi vanno dimostrando – al recupero della fisiologia organica. In molti casi è sufficiente rispettare le naturali esigenze di un organismo (i suoi bisogni di acqua, di sonno, di cibi qualitativamente sani) e riuscire a interpretare i suoi segnali di allarme per trovare in tempi brevi la soluzione di problemi solo apparentemente complessi.
Pensiamo all'infiammazione, di cui parleremo molto nei prossimi capitoli: in ri-

sposta all'incontro col cibo, il nostro organismo ha sviluppato un sistema di allarme fatto di segnali infiammatori. Molto prima che iniziassero a produrre anticorpi, i nostri progenitori rispondevano agli stimoli esterni con recettori (in pratica dei "sensori" d'ambiente, proprio come dei rilevatori di pericolo) che manifestavano la loro attivazione con reazioni flogistiche. Ad alcuni di questi antichi sensori è stato dato il simpatico nome di TLR *(Toll Like Receptors)*; anche se sembrano proiettarci in scenari da "Guerre Stellari", sono in realtà gli strumenti più efficaci che gli esseri umani hanno avuto a disposizione – dall'antichità a oggi – per segnalare un pericolo alimentare.
Quando pensiamo al Sistema Immunitario, di solito immaginiamo un apparato capace di sviluppare anticorpi contro virus, batteri o cellule tumorali per difendere l'intero organismo. Tuttavia, molto prima della comparsa di questi meccanismi difensivi, diverse decine di milioni di anni fa qualche mammifero ha iniziato a sviluppare una forma di immunità innata, in grado di contrastare – senza produrre anticorpi – molti dei pericoli che si incontravano in quei tempi lontani.
L'immunità innata (assai più antica di quella adattativa) riguarda proprio questa capacità di alcuni recettori – come appunto i TLR2 – di innescare reazioni infiammatorie che fin da allora hanno rappresentato dei campanelli di allarme per l'organismo, in grado poi di attivare i suoi meccanismi difensivi.
L'esempio più semplice è quello del mal di pancia: immaginiamo un mammifero che ingerisca più volte un certo tubero e che quel particolare tubero abbia caratteristiche costitutive inadatte al suo organismo; il sensore (quel TLR di cui abbiamo parlato) si attiva e lancia in circolo dei segnali infiammatori. L'organismo riceve le molecole che stimolano la flogosi e questa si localizza, per esempio, nell'intestino, generando dolore. In parole povere, quel mammifero mangia qualcosa di simile a una patata e dopo un po' ha mal di pancia. In sintesi, imparando a riconoscere la sequenza "Tubero sconosciuto – Sensore d'allarme dell'immunità innata – Mal di pancia", dopo qualche volta il mammifero smetterà, attraverso una "sana lezione evoluzionistica", di mangiare quel tubero e cercherà alimenti alternativi.

L'IMMUNITÀ INNATA

È incredibile la complessità di questo meccanismo, che rimane però semplicissimo nel suo significato. Si è evoluto in modo perfetto nel corso dei millenni, intervenendo a supporto e guida anche dell'immunità adattativa, quella che deriva dalla produzione degli anticorpi. Attualmente, negli esseri umani, questi due sistemi difensivi interagiscono sempre e si sostengono a vicenda, ma la funzione dell'immunità innata, quella che determina le prime e più importanti reazioni infiammatorie, anticipa sempre la seconda, fornendo all'organismo segnali che possono e devono essere ascoltati per recuperare e mantenere la salute. Con piccole progressive variazioni, nel corso dei millenni si sono selezionati gli esseri umani di oggi, dotati di un fantastico corredo di strumenti in grado di eseguire

al meglio la trasformazione dell'energia del sole presente nel cibo in energia personale, quindi di favorire il proprio sviluppo.
La presenza di processi flogistici nell'organismo porta appunto a far crescere il livello d'infiammazione complessiva. In larga maggioranza, i pazienti che si rivolgono a noi per un secondo parere, sono semplicemente infiammati. Vediamo continuamente persone che lamentano tutte le possibili patologie che finiscono in "-ite" – colite, congiuntivite, dermatite, vestibolite, cheratite, gastrite, ileite, mucosite, duodenite, artrite e infinite altre – che, dopo avere soppresso temporaneamente i sintomi con l'aiuto di qualche terapia di controllo prescritta dal proprio medico, si rivolgono a noi in cerca delle cause, perché il disturbo si ripresenta. Noi cerchiamo di andare oltre e l'esperienza ci ha insegnato come, alla base di quei sintomi che dopo essersi manifestati continuano a ripresentarsi, ci sia in genere una componente infiammatoria diffusa, persistente, dovuta ad altre cause, che coinvolge tutto l'organismo. Per spiegare la situazione, usiamo spesso l'immagine della pentola a pressione. Chi ne fa uso sa che, quando la valvola di sicurezza inizia a fischiare, significa che all'interno della pentola la pressione e il calore sono cresciuti oltre un certo livello di soglia. Se a questo punto chiudessimo la valvola di sicurezza senza ridurre la fiamma, la pentola potrebbe scoppiare, oppure potrebbe aprirsi un'altra valvola di sicurezza (un'altra malattia) per sfogare la potenza reattiva presente all'interno. Questo esempio inizia a caratterizzare, in tutte le malattie infiammatorie croniche, una possibile ridefinizione delle cause.
È ovvio che di fronte a queste patologie, che continuano a ripresentarsi o a cronicizzarsi, la nostra valutazione vada oltre e si appoggi sull'elemento di terapia più semplice che esista: la nutrizione. Oggi sappiamo che un'infiammazione da cibo determina molto spesso un innalzamento dei valori di BAFF (una molecola infiammatoria – o citochina – che a cascata ne attiva altre, che a loro volta incrementano ulteriormente la pressione nella pentola) e questo spiega moltissimi sintomi, dal dolore al gonfiore, fino alle alterazioni metaboliche. La nostra prima scelta, a fianco dell'esclusione di altre possibili cause, è quella di capire quali comportamenti alimentari possano determinare la crescita della flogosi diffusa a tutto l'organismo e quindi interveniamo su questi – che sono legati soprattutto all'immunità innata – aiutando così la persona a guarire, abbassando finalmente il fuoco...

ANNI PERSI A CERCARE LE ALLERGIE

Nel corso degli ultimi cinquant'anni si è sempre pensato che una reazione a certi cibi dovesse per forza essere legata alle Immunoglobuline E (scoperte dai coniugi Ishizaka nel 1966), quelle classicamente correlate alle allergie immediate. La scoperta degli scienziati giapponesi ha determinato nella comunità scientifica la focalizzazione di tutte le possibili risposte organiche nel dominio degli anticorpi e la perdita dell'attenzione che sarebbe stato possibile rivolgere invece all'immunità innata. Si è trattato di un errore fondamentale che ha reso parzialmente ciechi numerosi ricercatori, che perdendo di vista l'effetto segnaletico delle reazioni infiammatorie, si sono invece concentrati sulla ricerca dell'anticorpo da neutralizzare o su quello da scoprire per definire una diagnosi. La storia ci insegna oggi che la maggior parte delle reazioni da alimenti è dovuta all'attivazione di specifiche citochine (come il BAFF) che mantengono attivo nell'organismo un segnale di pericolo persistente, in modo del tutto indipendente dagli specifici anticorpi generati. Si tratta dei segnali iniziali della conoscenza col cibo che possono diventare segnali di allarme quando sono ripetuti o persistenti.

La comprensione di come un bambino nasce e poi conquista la tolleranza sull'ambiente in modo del tutto naturale, ci ha aiutato a capire che il benessere dipende dalla nostra capacità di costruire un rapporto di amicizia con il cibo e di riuscire a mantenerlo nel tempo. La prima cosa da fare, quindi, è abbassare calore e pressione all'interno della "pentola", cioè ridurre l'infiammazione globale, poi innalzare la soglia della risposta allergica, utilizzando i meccanismi che abbiamo appreso nei millenni, dal paleolitico a oggi.

NASCIAMO TUTTI INTOLLERANTI: LA DIFFERENZA NEL CONTROLLO ATTIVO

Il fatto di avere reazioni alimentari non è, come si è creduto fino a tempi recenti, un difetto o una sfortuna. Si tratta semplicemente della perdita del controllo attivo che ogni essere vivente mette in atto fin dalla nascita (e in parte anche durante la vita fetale) per conquistarsi, con fatica, la tolleranza verso le sostanze che lo circondano, alimentari, respiratorie o ambientali che siano. Tutti nasciamo quindi reattivi (allergici e intolleranti) a tutto e solo il controllo attivo fa la differenza tra chi mantiene la tolleranza (il sano) e chi la perde (e diventa appunto allergico o intollerante), iniziando a sviluppare nell'organismo un'infiammazione da cibo.

Chi vive oggi ha attorno a sé il risultato di uno dei più vasti campioni statistici mai esistiti. Oltre 7 miliardi di persone viventi (chi bene, chi male), che attraverso lo svezzamento hanno superato la condizione iniziale di ipersensibilità a tutto. In virtù del graduale contatto con l'ambiente esterno, fatto di acari, funghi, muffe, alimenti, batteri, sostanze tossiche e di un'infinità di altri elementi, hanno potuto passare da una condizione di reattività violenta alla tolleranza. La capacità di passare dalla vita fetale protetta all'incontro con un mondo pieno di sostanze estranee e potenzialmente dannose senza subire danno, cioè creando un vero e proprio buffer di compensazione, è la vera e fisiologica chiave di lettura per poter trattare gli attuali problemi di infiammazione da cibo, di allergia e di intolleranza, a livello sia di singolo individuo sia di popolazione mondiale.

Se il contatto iniziale col mondo esterno avviene correttamente, se si sviluppa con i modi e i tempi della normalità dell'individuo, rispettando i ritmi fisiologici mantenuti per centinaia di migliaia di anni, la tolleranza ha il sopravvento e il

mondo esterno non fa più paura. Se invece, dopo un buon inizio, gli equilibri si rompono, ecco comparire i processi flogistici correlati al cibo e una condizione allergica che è, in sostanza, l'espressione di una perdita di controllo.
In alcuni casi la tolleranza iniziale viene raggiunta solo parzialmente e alcuni bambini sembrano allergici o intolleranti fin dalla nascita. Ma anche in questi casi spesso poi si scopre che l'arresto dell'evoluzione è dipeso da fattori traumatici esterni (cessazione dell'allattamento, trattamento farmacologico della mamma o del lattante, vaccinazioni ecc.) che hanno ostacolato i normali processi tollerogeni.
Così il controllo attivo viene attuato da tutte le persone viventi attraverso la produzione di Interleuchina 10 e di altre citochine immunologiche. Proprio mentre state leggendo queste pagine, per esempio, i linfociti presenti nei polpastrelli delle vostre dita stanno "controllando" una possibile reattività nei confronti della carta delle pagine, della composizione dell'inchiostro a stampa o dei colori della copertina, proprio come fa il termostato dello scaldabagno per evitare surriscaldamenti incontrollati. E se invece state leggendo l'edizione online, stanno controllando la composizione del mouse o del "touch pad". Senza sforzo apparente e senza che "il proprietario" dei linfociti si accorga di nulla.
Ma se la capacità di controllo si altera (per carenza di minerali, per interferenza psichica, per carenza di enzimi digestivi, per gravi interferenze fisiche o per altri motivi) ecco che anche la carta delle pagine o la superficie del mouse sono in grado di irritare la pelle e di scatenare un'allergia. La colpa non è della carta, come non è colpa del sole quando compare l'eritema solare. Dobbiamo "scendere" all'interno dell'organismo e capire perché e come l'equilibrio precedente si è alterato, generando un aumento dell'infiammazione generale e una reattività verso singole sostanze o verso "Grandi gruppi alimentari".

L'EDUCAZIONE ALIMENTARE

La prima comunicazione scientifica del Congresso Mondiale di Allergologia tenutosi a Vancouver nel 2003 (First Main Lecture, tenuta da Kent HayGlass) lanciava un monito importante che avrebbe dovuto essere ripreso e seguito dagli allergologi a livello mondiale. L'allergia dipende solo da una perdita di controllo e le implicazioni sul piano pratico sono allora veramente tantissime e molte saranno discusse e approfondite all'interno di questo volume. Già prima di lui però, altri ricercatori avevano compreso e comunicato scientificamente come lo scopo principale del sistema immunitario fosse la creazione di tolleranza e non la reazione verso le sostanze estranee.
Fu proprio a seguito di quella relazione che il professor HayGlass pubblicò sul *FASEB Journal* un articolo molto tecnico ed estremamente preciso sul fatto che, a parità di tutte le altre condizioni, l'unica vera differenza tra una reazione di allergia o di intolleranza e una NON reazione – cioè quella che viene definita normalità – fosse legata alla semplice regolazione di risposta di un particolare

recettore cellulare [1]. In estrema sintesi, è l'educazione alimentare che porta il mammifero a sviluppare tolleranza, cioè a creare quel rapporto di amicizia col cibo indispensabile alla vita.
Nel corso degli anni successivi, questa comprensione dello svezzamento come fenomeno naturale che aiuta tutti (bambini e adulti) a mantenere bassa la reattività immunologica verso gli alimenti ha consentito di comprendere la visione evoluzionistica della relazione con il cibo. Grazie ai lavori sullo svezzamento effettuati dal tedesco Stockinger e dal suo gruppo di ricerca di Hannover, abbiamo la dimostrazione più avanzata di quanto determinanti siano sul piano evoluzionistico lo svezzamento e la rieducazione alimentare, che hanno consentito nei millenni la nostra sopravvivenza e, oggi, di intervenire terapeuticamente nella gestione di numerose patologie infiammatorie croniche [2]. Questo significa che quando una persona inizia a sviluppare una flogosi da cibo e manifesta i segni di un'intolleranza, può anche guarire con tecniche di riequilibrio del tutto simili allo svezzamento. Non sono i pollini a essere cattivi, o le molecole del latte a diventare pericolose, ma è la nostra regolazione interna che fa orientare l'organismo in una direzione o nell'altra. Nella sua relazione di Vancouver, il professor HayGlass richiamava infatti la sintesi dei lavori scientifici più importanti sul perché dell'allergia e postulava con molta chiarezza la risposta alla domanda fatta da tanti per molti anni: "Perché si diventa allergici?".

Teoria evoluzionistica dell'infiammazione da cibo: ne parla il Corriere della Sera

In uno "Speciale Salute" intitolato "L'enigma delle intolleranze alimentari" (8 aprile 2012), il Corriere della Sera *ha affrontato il tema della teoria evoluzionistica delle reazioni agli alimenti, alla quale facciamo spesso riferimento in questo volume. Un pubblico più ampio di quello degli esperti ha così potuto cominciare ad apprezzarne la portata, alla luce delle più recenti ricerche scientifiche. Gli stessi argomenti sono stati in seguito oggetto di un dibattito pubblico, presso la storica sede del quotidiano, durante il quale sono emersi molti temi controversi. All'incontro hanno partecipato, tra gli altri, il dottor Attilio Speciani e il dottor Luca Elli, responsabile del Centro Celiachia del Policlinico di Milano.*
La situazione fotografata dal dibattito è quella che vede, da un lato, allergologi e ricercatori spesso immobilizzati dall'inutile ricerca dell'anticorpo giusto e, dall'altra, sanitari che affidano la loro diagnosi a test ascientifici e spesso improbabili; diagnosi effettuate con modalità che diventano poi giustamente oggetto di critica non solo scientifica, ma anche sociale, attraverso servizi come quelli proposti da "Striscia la Notizia" o dalle "Iene". Tutto questo non fa che allontanare le persone dalle possibili soluzioni. Al di là dei fatti di cronaca, invece, le intolleranze alimentari sono semplicemente la manifestazione di un'infiammazione difensiva (non necessariamente un'allergia) e la scoperta della gluten sensitivity *(intolleranza al glutine non celiaca) lo ha dimostrato in modo esemplare. Si deve quindi parlare di "infiammazione da cibo", per*

DIVENTARE TOLLERANTI

La risposta può essere sintetizzata così: al momento della nascita tutti siamo allergici e intolleranti a tutto, anche perché abbiamo dentro di noi le tracce immunologiche di tutti i possibili antigeni esistenti. L'incontro con gli antigeni alimentari, che avviene in modo molto graduale attraverso l'allattamento e lo svezzamento (se ben fatto), consente di sviluppare progressivamente tolleranza nei confronti delle diverse sostanze (alimentari e respiratorie). Questo avviene grazie alla produzione di interleuchina 10 (IL10) e di TGF Beta, due citochine che, anziché stimolare la risposta allergica, aumentano il buffer di compensazione.
Se però è vero che, nel profondo, l'allergico e il non allergico sono sostanzialmente uguali, la somministrazione di alcune sostanze in grado di favorire il controllo della reazione verso gli antigeni esterni (minerali antiallergici come zinco e rame, antiossidanti come acido Lipoico o Resveratrolo, che stimolano la IL10, vitamina D3 con la sua azione antiallergica, olio di Perilla con la sua capacità di riequilibrare le reazioni infiammatorie) può risultare preziosa per sostenere i meccanismi di adattamento all'ambiente esterno, che nei non allergici sono già perfettamente funzionanti, e può determinare se una persona reagirà tollerando una sostanza o non tollerandola, o manifestando dei sintomi allergici o simil-allergici.
La riproposizione di questi dati, oggi, a distanza di qualche anno dalla loro comunicazione, è necessaria perché, rispetto alle indicazioni unificanti – diremmo quasi olistiche – che hanno cercato di riportare l'allergia all'interno di una percezione globale delle sue cause, in tempi recenti stiamo purtroppo assistendo a

interpretare quelle reazioni agli alimenti (non classificabili come allergie vere o celiachia, o intolleranza al lattosio), che spesso sono trascurate dai medici, ma riguardano un numero sempre crescente di persone. Le ormai popolarissime diete che escludono certi cibi non sono solo inutili, ma potenzialmente pericolose. Dal punto di vista evoluzionistico, tutti nascono allergici, poi diventano tolleranti nel corso dello svezzamento, cioè con la graduale e progressiva introduzione di nuovi cibi. Analogamente, uno schema alimentare simile allo svezzamento aiuta le persone che hanno problemi con gli alimenti a recuperare tolleranza.
La produzione di BAFF causata dal consumo ripetuto di certi cibi attiva l'infiammazione e provoca disturbi che possono interessare l'intestino (gonfiori, diarrea, sindrome del colon irritabile, gastrite), il sistema respiratorio (sinusiti, bronchiti, faringiti, infezioni ripetute, asma), la pelle (eczema, orticaria dermatiti, psoriasi), il sistema nervoso (mal di testa, difficoltà di concentrazione, sindrome da stanchezza cronica, insonnia), quello genito-urinario (cistiti, vaginiti, candidosi), quello muscolare (dolori articolari e muscolari, crampi, artrite), il metabolismo (obesità e diabete) e molti altri ancora. L'analisi delle IgG verso il cibo (come fatta con RecallerProgram®) consente di capire verso quali alimenti si sia manifestata reazione e di dare suggerimenti nutrizionali che favoriscano il recupero di un rapporto di amicizia col cibo e lo sviluppo di tolleranza per una dieta sana e variata.

una frammentazione dei concetti relativi all'allergia che sembrano dare un valore eccessivo (e in molti casi esclusivo) al trattamento con farmaci sintomatici invece che alle motivazioni di fondo della malattia.
Le soluzioni al problema dell'infiammazione da cibo e dell'allergia, alla luce di questa realtà scientifica, sono veramente molteplici. Non si tratta più di lottare contro un singolo allergene, ma piuttosto di lavorare per migliorare la capacità di adattamento dell'intero individuo. Come? Migliorando la qualità di ciò che mangiamo e gli equilibri tra i diversi componenti del pasto, controllando le intolleranze alimentari e riducendo l'infiammazione, integrando o reintegrando i giusti minerali, riequilibrando l'aspetto psicoemotivo e stimolando processi simili a quelli dello svezzamento. L'uso di vaccini a bassa dose, di alimenti funzionali, di reintroduzioni alimentari minime ma in progressiva crescita, l'applicazione di alcuni principi della fisica e della biologia delle basse concentrazioni, sono la chiave pratica per raggiungere la guarigione e recuperare il benessere.

Capitolo 2

L'amicizia con il cibo

L'incidenza delle reazioni di ipersensibilità nei confronti degli alimenti ha subìto negli ultimi anni un incremento mai registrato prima. In parte questo trend dipende da fattori sui quali è difficile agire, come l'inquinamento ambientale. Ma in gran parte è legato anche a fattori sui quali ognuno di noi può impegnarsi, come il rapporto con ciò che mangiamo. E se allergie e intolleranze alimentari sono espressione della perdita del rapporto di amicizia col cibo e, più in generale, con l'ambiente, prima di concentrarci su come ricostruire questa amicizia vale la pena di comprendere meglio come preservare la tolleranza immunologica già acquisita.

FRAGOLE A NATALE?

Progressivamente, nel corso degli anni, ci siamo allontanati dalla cultura e dall'attenzione verso il cibo. Sempre più persone non sanno nemmeno quali siano i frutti e le verdure di stagione e mangiano fragole a Natale senza chiedersi dove e come vengano coltivate. Sempre più spesso incontriamo pazienti che si nutrono quasi esclusivamente di prodotti industriali fatti sempre con gli stessi ingredienti, non mangiano frutta, né verdura, né cibi freschi e conoscono poco o nulla delle tradizioni alimentari della loro regione.
Eppure viviamo in un paese con una cultura gastronomica tra le più variegate. Basterebbe qualche conoscenza in più sugli ingredienti e un po' di curiosità verso nuove pietanze e avremmo già fatto il primo passo, fondamentale, verso un corretto rapporto col cibo: variare la nostra alimentazione cambiando ogni giorno quello che mettiamo in tavola, senza trascurare la stagionalità degli ingredienti e i gusti personali.

LA VARIETÀ SERVE

Troppo spesso ci troviamo a spiegare ai nostri pazienti l'importanza di variare ogni giorno i cereali che portano in tavola. Purtroppo, in Italia, fatta eccezione per poche realtà regionali, usiamo troppo frumento rispetto ad altri cereali, consumati solo in rari casi. Molti di noi conoscono a malapena frumento, riso e mais, e dimenticano l'esistenza di tanti cereali che potrebbero invece garantire una più sana varietà. Riso, mais, farro, orzo, avena, segale sono considerati a torto cereali di serie B, per non parlare del miglio, dell'amaranto, della quinoa e del grano saraceno (inserito in questo gruppo per similitudine, anche se da un punto di vista botanico si tratta di una poligonacea).
Il modo migliore per conservare la tolleranza alimentare nei confronti di questa fondamentale categoria di alimenti, è cercare di variarli il più possibile, pasto dopo pasto. Per esempio si può cominciare la giornata con una tazza di fiocchi d'avena, procedendo a pranzo con un piatto di riso integrale e a cena con un fumante minestrone di orzo. Per poi continuare la mattina seguente con gallette di farro soffiato, due fette di polenta di mais grigliata a pranzo, e così via fino a ricominciare. Variare – come si vede – non è difficile. E quanto detto per i cereali si può applicare a qualunque altro alimento o categoria di cibi. Perché la tolleranza immunologica si costruisce variando il più possibile la nostra alimentazione, quindi conoscendo, apprezzando e valorizzando la nostra cultura alimentare. Queste indicazioni valgono per tutti, per chi è allergico come per chi non lo è.

DIETA SANA COME MEDICINA

Purtroppo – è esperienza comune – quando si porta dal medico un bambino allergico, si sente parlare quasi esclusivamente di farmaci e poco o nulla di come il bambino mangia. Ma il problema non è limitato ai bambini. Sembra addirittura che, ancora di più nel caso degli adulti, parlare di alimentazione correlata all'allergia sia quasi un "peccato originale". Nascono allora spontanee almeno due domande: quanto potrebbe calare la spesa sanitaria se i medici fossero meno farmacodipendenti? E che motivazione scientifica ha l'azione protettiva esercitata da frutta e verdura? Sono domande stimolanti, la cui risposta potrebbe rappresentare la guarigione di molti allergici e una seria forma di prevenzione nella dilagante epidemia di allergia a livello mondiale.
Le spiegazioni hanno basi scientifiche solide; sono ormai numerosi i lavori che segnalano un collegamento tra una dieta sana (con abbondanza di frutta, verdura e pesce) e il controllo dell'asma; tra questi segnaliamo, ad esempio, quello di un gruppo spagnolo da cui è emerso che un significativo consumo di zucchine, melanzane, pomodori, piselli e cetrioli nell'infanzia, si tradurrebbe in un elevatissimo potere di prevenzione sia dell'asma sia dell'allergia in generale [1]. Anche il pesce mostra un analogo effetto protettivo sullo sviluppo di allergie. Tutti quindi abbiamo a disposizione un'arma potenzialmente molto efficace per contrastare

le patologie allergiche con strumenti poco costosi e di sicuro impatto ma che, a differenza dei farmaci, richiedono un cambiamento di abitudini. Un cambiamento vero. Perché sappiamo che un generico "mangia più frutta" serve a ben poco, soprattutto quando la mamma o il papà, magari, non mangiano vegetali freschi da anni. Motiviamo allora i bambini insegnando loro ad assumerne, anche in piccole quantità, prima di mangiare qualunque altra cosa, per stimolare nel modo più corretto il sistema immunitario intestinale, con un effetto altamente protettivo per tutto l'organismo.

I GRANDI GRUPPI ALIMENTARI

Da sempre, gli allergeni sono trattati alla stregua di nemici da tenere sistematicamente alla larga. Questo appare ancora più vero quando si parla di allergie e di intolleranze ad alimenti con medici e terapeuti impegnati nell'escludere il più possibile i cibi incriminati dalla dieta dei pazienti. Se è pur vero che in rarissimi casi l'esclusione di singoli alimenti è necessaria, il più delle volte vale la pena investire sulla ricostruzione di un rapporto di amicizia col cibo e sul recupero della tolleranza immunologica.

Uno dei problemi più frequenti nella diagnosi delle intolleranze alimentari è che quasi tutti i test presenti sul mercato analizzano un vasto numero di sostanze apparentemente non correlate tra di loro. In seguito ai test vengono spesso fornite pericolose indicazioni volte all'eliminazione dalla dieta di un numero elevato di singoli cibi, senza alcun approfondimento e nessuna comprensione della reale indicazione clinica che emerge dai risultati del test.

L'allergologia moderna ci insegna che va cambiata la modalità di approccio alla realtà nutrizionale del singolo individuo. L'importanza clinica di una reazione alla noce di Cola o al peperone ha un peso minimo rispetto a quella di un'ipersensibilità ad alimenti come pane, formaggio, miele, vino, aceto, tè – tutti appartenenti al gruppo dei cibi lievitati o fermentati – che quasi ogni italiano medio consuma abbondantemente tutti i giorni. Molte delle diete attualmente prescritte dopo un test di intolleranza sono purtroppo concepite sulla base di un elenco di singoli cibi, invece che su gruppi di appartenenza. Così si cade dalla padella nella brace e, come avviene con alcuni test citotossici, capita che un individuo che risulta intollerante al frumento venga erroneamente autorizzato a consumare kamut o farro (che ne rappresentano delle varietà), a bere birra o a mangiare tranquillamente il formaggio Brie con la sua crosta (che spesso contengono frumento o suoi derivati). Oppure, che a una persona intollerante ai lieviti venga consentito liberamente il consumo di yogurt, vino o formaggi, tutte sostanze prodotte mediante un processo di fermentazione assimilabile a quello dei lieviti. Evitando pane e focaccia, questa persona osserverà sì una riduzione del sovraccarico alimentare di sostanze fermentate, ma non arriverà mai alla guarigione. In entrambi questi esempi, infatti, i cibi che sono parte della "famiglia" del frumento e di quella dei lieviti non vengono mai veramente eliminati (né sottoposti a rotazione).

In assenza di un vero "filtro" nei confronti dei prodotti fermentati o contenenti sostanze assimilabili al frumento, l'intolleranza non può guarire. E così si finisce per protrarre la dieta di eliminazione per tempi lunghissimi, senza mai dare avvio al recupero della tolleranza.
Anche se purtroppo questa pratica è assai diffusa tanto nel mondo della medicina ufficiale quanto di quella non convenzionale, eliminare dalla nostra dieta un alimento o una categoria di alimenti può avere effetti pericolosi e del tutto opposti a quelli desiderati.
In un importante lavoro scientifico pubblicato su *Allergy* nel 2006 alcuni ricercatori olandesi hanno potuto osservare reazioni all'ingestione accidentale di latte in bambini ai quali era stata diagnosticata una dermatite eczematosa da latte e che, per questo, seguivano una dieta di completa esclusione del latte e dei cibi ad esso correlati [2]. Mentre questi stessi bambini prima della dieta avevano assunto latte o derivati solo con reazioni lievi, dopo l'inizio della dieta di eliminazione, al momento dell'ingestione accidentale avevano sviluppato reazioni allergiche acute e reazioni anafilattiche, alcune delle quali pericolose. La possibilità di uno shock anafilattico dovuto all'eliminazione di un cibo per un certo tempo e poi alla sua reintroduzione è un fenomeno già noto dagli studi di Cristina Pascual fin dal 1988 [3], ridefinito poi da Larramendi su *Allergy* nel 1992 [4] e in anni successivi. Lavorando con un gruppo di nove ragazzi che presentavano una sintomatologia allergica diffusa (dermatite atopica, asma) e RAST positivi per il pesce, i due noti immunoallergologi provarono a eliminare completamente i prodotti ittici dalla loro alimentazione. I ragazzi, che prima della dieta non avevano manifestato nessuna reazione anafilattica all'assunzione di pesce, dopo un periodo di eliminazione totale reagirono tutti e nove con sintomi immediati di tipo allergico (orticaria, angioedema, vomito, rinite, asma) anche al semplice contatto col pesce e due di loro persino alla semplice percezione del suo odore.
Ogni medico che affronti il tema dell'intolleranza alimentare deve quindi considerare con grande cautela l'eventuale eliminazione dalla dieta di un gruppo di alimenti, calcolando attentamente i rischi. L'esclusione ingiustificata andrebbe sempre evitata. Per contro, il trattamento terapeutico e dietetico più sicuro ed efficace è quello che produce un innalzamento del livello di soglia, cioè un trattamento che assomiglia per molti versi a una sorta di nuovo svezzamento nei confronti di un alimento o di un gruppo di alimenti.

CRUDO, VIVO E COLORATO

Come abbiamo appena visto, la reintroduzione di una sostanza dopo un lungo periodo di astinenza può portare a reazioni anafilattiche. Ci si potrebbe allora chiedere perché in Italia sia piuttosto difficile sentire di qualcuno che abbia incontrato questo problema. O perché sia ben raro – fatta eccezione per specifiche allergie – che qualcuno stia male quando, all'arrivo dell'estate, torna a mangiare pesche o ciliegie dopo averne fatto a meno per almeno otto mesi di seguito.

Nella nostra pratica clinica utilizziamo con successo un approccio che riassumiamo con il motto "Crudo, vivo e colorato". In pratica, significa semplicemente che bisogna mangiare un pezzo di verdura o di frutta non cotta e non condita prima di ogni pasto, prima colazione e merende comprese. Il razionale di questa pratica risiede nel fatto che tutti i vegetali contengono panallergeni. Gli allergeni sono le molecole riconosciute dal sistema immunitario, mentre il suffisso "pan" indica che queste molecole sono presenti in tutte le sostanze commestibili per l'essere umano. Frutta e verdura sono alimenti ancora vivi e vitali e per questo vengono riconosciuti come potenzialmente estranei dal sistema immunitario, che si attiva per contrastare l'invasione. Ben presto però i globuli bianchi identificano frutta e verdura come sostanze totalmente innocue e inviano un segnale di tolleranza nei loro confronti e nei confronti dei panallergeni presenti nei vegetali crudi e, di conseguenza, anche nei confronti di tutti gli alimenti che stiamo per assumere durante il pasto.

Questo meccanismo spiega come mai possiamo permetterci di mangiare le ciliegie o le pesche una volta all'anno senza reazioni significative. La tolleranza nei confronti delle primizie è garantita dal fatto che durante tutto l'anno siamo entrati in contatto con i panallergeni presenti in altri vegetali. Chi mangia frutta e verdura quotidianamente, o quasi, rimane quindi "protetto" dalla novità annuale della primizia. Ogni volta che assumiamo vegetali crudi di qualunque tipo, sosteniamo la conservazione della tolleranza immunologica anche verso frutti, verdure o cibi che probabilmente non stiamo mangiando in quel periodo. Questa pratica è da tenere in grande considerazione perché rappresenta un fattore di fondamentale importanza per il mantenimento della tolleranza immunologica verso tutti gli alimenti, e anche per il suo recupero. La pratica del "Crudo, vivo e colorato", dunque, parte proprio da questo: se ingeriti prima di qualunque altro cibo, i vegetali crudi stimolano il nostro sistema immunitario intestinale (il GALT, acronimo dell'inglese *Gut-Associated Lymphoid Tissue*), favoriscono lo sviluppo di tolleranza ad ampio spettro e impediscono di fatto la reazione anafilattica alle pesche e alle ciliegie anche se le mangiamo dopo molti mesi di astensione.

Con questa pratica, che per i bambini rappresenta una forma sostanziale di educazione alla salute, cerchiamo di stimolare il sistema immunitario a innalzare la soglia della risposta allergica nei confronti di tutti gli alimenti, proprio come succede per le ciliegie una volta l'anno. Tutto questo ci aiuta a comprendere perché, se una persona mangia regolarmente frutta e verdura, anche dopo aver eliminato il frumento dalla sua dieta per mesi, potrà in alcuni casi veder riacutizzare alcune problematiche nel caso mangi un piatto di pasta cedendo alle lusinghe del palato, ma non arriverà comunque allo shock anafilattico.

Tornando ai grandi gruppi alimentari, è opportuno aggiungere due parole sulle allergie crociate. Nell'aprile del 2009, sulla rivista internazionale *Allergy* è stato pubblicato un articolo che ha gettato una luce diversa sulle allergie crociate evidenziate negli Stati Uniti relativamente alle arachidi (i loro amati *peanut*) [5]. Un gruppo di lavoro olandese e americano ha potuto verificare che l'allergico alle arachidi ha nell'82% dei casi anche una sensibilizzazione al lupino, nell'87% dei casi una sensibilità alla soia e nel 55% dei casi ai piselli. Questi prodotti, tutti leguminose, rientrano nel gruppo alimentare del nichel, quindi in un unico gruppo di riferimento. L'aspetto più interessante di questo lavoro scientifico è che, nella popolazione analizzata, pochissimi manifestavano segni di reazione al lupino, nonostante i suoi residui alimentari si trovino spesso presenti nei cibi. Questo significa, in un certo senso, che l'assunzione inconsapevole di una sostanza può essere uno strumento di mantenimento della tolleranza anziché un problema di crociatura allergenica. Analogamente, gli stessi soggetti allergici alle arachidi utilizzavano tranquillamente altri alimenti dello stesso gruppo alimentare (come la soia), pur essendo sensibilizzati ad essa, senza averne alcun danno.

Quanto detto conferma che i gruppi alimentari sono una realtà e che tra i singoli cibi che li compongono esistono relazioni preferenziali che possono essere usate a scopo di prevenzione e di terapia, cosa che ha fatto in modo esemplare Hugh Sampson, una delle massime autorità mondiali in campo allergologico e il ricercatore che per la prima volta ha codificato le intolleranze alimentari come "allergie alimentari ritardate" durante il Congresso mondiale di Allergologia di Vancouver nel 2003 e poi ripreso in un articolo pubblicato sul *Journal of Allergy and Clinical Immunology* [6]. Facendo leva sul concetto di appartenenza a un unico gruppo, assimilabile per la presenza di alcuni allergeni simili tra loro, Sampson è riuscito a risolvere una grave allergia alle arachidi attraverso la vaccinazione con determinanti antigenici minori della soia, cioè con sostanze antigeniche presenti nella soia che sono simili e correlate con altre, presenti negli altri cibi dello stesso grande gruppo alimentare. In un certo senso, mantenere una piccola e quotidiana assunzione di sostanze del gruppo alimentare di riferimento tende a mantenere viva la tolleranza nei confronti di tutti gli alimenti del gruppo stesso [7].

In condizioni di salute quindi, la migliore prevenzione possibile è quella di continuare a mangiare di tutto, perché la varietà alimentare consente, in modo quasi inconsapevole, di mantenere un buon equilibrio tra diverse componenti di ogni grande gruppo alimentare. Quando invece siano già presenti sintomi di disturbo, o si sia manifestata una reazione infiammatoria da cibo, il controllo attento di queste assunzioni inconsapevoli diventa, per un certo periodo, assolutamente necessario.

Il concetto è nuovamente quello di fornire al corpo i segnali necessari per riconquistare la tolleranza, sia grazie all'assunzione di frutta e verdura (con i loro panallergeni), sia attraverso il contatto diretto con le sostanze in modo controllato, sia usando i vaccini orali a bassa dose che oggi cominciano a essere utilizzati anche per la terapia delle allergie IgE mediate (che potrebbero addirittura essere presentati sotto forma di cibi funzionali o di formulazioni antigeniche a bassa dose, come avremo modo di approfondire nei prossimi capitoli).

A questo punto siamo certi che alcuni lettori si staranno chiedendo quali siano questi gruppi alimentari. Si tratta dei sei grandi gruppi di riferimento per la popolazione media europea elencati di seguito:

1. frumento e cereali correlati;
2. latte e tutti i prodotti lattiero-caseari;
3. prodotti lievitati e fermentati;
4. prodotti ad alto contenuto di sale;
5. nichel e prodotti con grassi idrogenati o assimilabili;
6. salicilati naturali.

Per una trattazione dettagliata dei cibi appartenenti a ogni singolo gruppo vedi la tabella a pag. 35.

I grandi gruppi alimentari sono strettamente connessi con le abitudini e la cultura culinaria di una popolazione. Per esempio, in Giappone, dove il cereale più diffuso è il riso, il consumo di latticini è minimo, mentre il pesce e la soia sono utilizzati quotidianamente; vanno di conseguenza ipotizzati gruppi alimentari di riferimento diversi dando il giusto rilievo al riso, alla soia e al pesce, tralasciando invece latte e frumento.

Recentemente abbiamo analizzato i dati emersi dal dosaggio di IgG specifiche contro diversi alimenti in più di 5.000 soggetti alla ricerca di una correlazione che potesse giustificare i grandi gruppi alimentari appena descritti. Con nostra grande soddisfazione l'analisi statistica ha descritto in maniera sorprendentemente precisa le nostre aspettative.

Questo lavoro è stato presentato a Nizza nel febbraio del 2013 in occasione di un importante congresso medico (FAAM 2013) organizzato dall'European Academy of Allergy and Clinical Immunology [8].

MASTICARE PER FARE AMICIZIA CON IL CIBO

Tutti ci siamo sentiti dire, fin da piccoli, di masticare bene perché la prima digestione avviene in bocca. Ma se da piccoli non siamo in grado di cogliere la differenza tra digerire bene o male, una volta cresciuti comprendiamo fin troppo bene come una digestione incompleta si traduca concretamente in altri disturbi come mal di stomaco, meteorismo, diarrea, stitichezza, malassorbimento: tutti problemi ben noti a chi non mastica a sufficienza. Il modo più semplice per imparare a masticare con cura è appoggiare la forchetta tra un boccone e l'altro, senza riprenderla in mano prima di aver finito di masticare e assaporare quello che abbiamo in bocca.

Dopo aver mangiato un comune toast con prosciutto e formaggio, ci si aspetterebbe di ritrovare – a livello intestinale – aminoacidi semplici e carboidrati completamente scomposti. Se però la digestione è in qualche modo rallentata o impedita, troveremo invece frammenti di maiale (dal prosciutto), di mucca (dal formaggio) e di spiga di frumento (dal pane).

Il nostro intestino non è fatto per sopportare la presenza di lunghe catene di proteine e c'è il rischio che possa innescarsi un meccanismo di sensibilizzazione con la successiva comparsa di ipersensibilità verso quello che mangiamo.

I capisaldi di una corretta digestione sono quindi una buona masticazione e una completa attività degli enzimi digestivi. Se lo stomaco, il fegato e il pancreas funzionano a dovere, gli enzimi contenuti nei succhi gastrici, nei succhi pancreatici e la bile sono in grado di trasformare quello che mangiamo in aminoacidi, carboidrati semplici e acidi grassi, cioè di garantirci una digestione completa e di tenere sotto controllo (e in molti casi guarire) molti fenomeni di ipersensibilità al cibo.

GLI INIBITORI DI POMPA PROTONICA E IL BLOCCO DEGLI ENZIMI

I problemi connessi all'utilizzo a lungo termine dei cosiddetti "protettori gastrici" sono probabilmente peggiori di quelli che ne richiedono l'uso nelle fasi acute. Spesso questi farmaci sono infatti prescritti o usati per situazioni in cui lo stomaco dà semplicemente segno di sé, senza essere necessariamente malato; ma pur di non "sentire" lo stomaco, molte persone assumono sistematicamente antiacidi o protettori gastrici, senza rendersi conto che si complicano la vita. Chi usa antiacidi, antiulcera, anti-H2 e inibitori di pompa protonica (fino al 20% della popolazione totale e fino al 60% di chi assume altri farmaci), corre un documentato rischio di sviluppare allergie o intolleranze alimentari. Questo accade soprattutto quando si introducono proteine o cibi "nuovi" nella dieta: la frutta esotica, mai mangiata prima; il pesce crudo, non presente nella propria dieta abituale; altri cibi e bevande (vale anche per i coloranti delle bibite o per gli additivi delle merendine) che si assaggiano per la prima volta. L'acidità gastrica ha un'importantissima funzione di barriera nei confronti delle sostanze alimentari che assumiamo e l'azione combinata di acidità ed enzimi consente di trasformare le proteine allergizzanti, presenti in ogni cibo di cui ci nutriamo, in nutrienti innocui.

Capitolo 3

Come nasce l'infiammazione da cibo

La medicina moderna si confronta quotidianamente con fenomeni d'infiammazione a bassa intensità, spesso protratti nel tempo, che per anni sono stati scarsamente compresi. Si tratta però di alcuni tra i segnali più potenti e diffusi manifestati dall'organismo, originati dal contatto che avviene tra gli alimenti e quei recettori immunologici (i nostri radar, legati all'immunità innata) che hanno consentito agli esseri umani di riconoscere cibi amici e nemici e quindi di sopravvivere nel corso dell'evoluzione.

Il sospetto che l'alimentazione potesse avere un ruolo cruciale nelle infiammazioni a bassa intensità è sempre stato molto forte, ma i ricercatori si sono sovente avvicinati al tema delle reazioni avverse agli alimenti (intolleranze alimentari) con eccessiva cautela e chi l'ha fatto ha dovuto scontrarsi con pregiudizi, petizioni di principio e discutibili metodi di diagnosi. Mentre la comunità scientifica sta ancora dibattendo sul valore di un tipo di anticorpo o di un altro, la realtà clinica e la ricerca hanno già consentito di capire che qualsiasi cibo può determinare, in persone sensibilizzate, la produzione di citochine e molecole infiammatorie che provocano tutta la sequela di sintomi, malattie e disturbi che nel corso degli anni diversi autori hanno messo in relazione con le allergie alimentari ritardate (le cosiddette intolleranze alimentari). La scoperta che l'incontro con un alimento può indurre la produzione di BAFF *(B Cell Activating Factor)*, ed essere all'origine di svariati sintomi, risale a qualche anno fa, ma quasi nessuno ancora la utilizza in ambito clinico.

Eppure proprio i valori di PAF *(Platelet Activating Factor)* e soprattutto di BAFF (che un sistema diagnostico come *RecallerProgram* già utilizza in numerosi contesti) consentono di identificare il livello di flogosi da cibo della persona che stiamo curando e quindi di adottare gli interventi più adeguati per ridurla, con ricadute importanti sui sintomi e sulla salute generale.

LA STORIA DI MARIA

Maria ha 32 anni e al nostro primo incontro ci racconta di star male almeno dall'età di 14 anni. La comparsa di disturbi intestinali e di ricorrenti emicranie intorno a quel periodo aveva erroneamente orientato i suoi medici verso la tipica situazione da "inizio delle mestruazioni" e "inizio della scuola superiore"; dati che avevano fatto ricondurre il tutto a un'ipotetica condizione di stress. Il fatto che Maria avesse avuto uno svezzamento un po' turbolento e che intorno ai 6 anni avesse iniziato a manifestare il classico raffreddore da fieno (con reazione alle graminacee) non era stato minimamente considerato. Oggi, però, è un dato acquisito che eventi di questo genere si configurino tra i primi segnali di una reazione infiammatoria da cibo e di una reattività ai pollini delle graminacee (ma non solo: probabilmente anche alle parti alimentari delle stesse piante, quindi del frumento). Questa nuova visione delle cause delle allergie, come vedremo meglio più avanti, richiede un cambio di paradigma applicato oggi solo da un numero ristretto di medici, ma soprattutto indica strade nuove che non erano minimamente considerate quando Maria era piccolina.

Lo svezzamento turbolento aveva sicuramente reso l'intestino più permeabile, mentre l'uso massiccio del frumento nella sua alimentazione aveva esposto costantemente il suo sistema immunitario al contatto con un antigene mal tollerato (del glutine o del frumento, ancora non era dato sapere). La sua "pentola a pressione" ha cominciato così a dar segni di surriscaldamento e le reazioni respiratorie alle graminacee sono state uno dei primi segnali di allarme. Il semplice uso di cortisonici locali e di antistaminici nascondeva il sintomo; chiudeva la "valvola di sicurezza" che si era aperta, ma nessuno s'interrogava sulle sue cause profonde. Nessuno, cioè, cercava di spegnere, o almeno di abbassare, il fuoco sotto la pentola.

Negli anni Maria era stata da numerosi medici e aveva preso innumerevoli farmaci, volti a trattare, secondo le più aggiornate conoscenze scientifiche classiche, la colite e l'emicrania come entità separate. Era diventata un'esperta di entrambe le categorie di farmaci, nonché di tutti gli psicofarmaci utilizzati per cercare di contenere lo stress, che secondo molti continuava a essere la causa di tutto. Questo approccio aveva incrinato fortemente la sua autostima, portandola a sviluppare insicurezza e paura. Quando non riusciamo a capire la causa di un malessere che ci affligge, è naturale che cresca la paura di stare male e di non riuscire a prevedere o spiegare quello che ci succede. Così, studiando il suo livello di infiammazione da cibo presso il nostro Centro, cominciammo a evidenziare un aumento del livello di BAFF, una citochina che ne segnala la presenza. Nel suo organismo, cioè, si era creato un processo flogistico che continuava a crescere e che si manifestava attraverso lo scoppio di particolari sintomi (rinite, emicrania, dolori addominali, alterazioni nell'evacuazione): proprio come la valvola che fischia, un vero e proprio "segnale d'allarme" dell'aumento della pressione all'interno della pentola...

Una volta comprese le cause della sua infiammazione, legate a un'ipersensibilità agli alimenti contenenti nichel, oltre che a quelli contenenti glutine (ma non dipendente da celiachia, che era già stata esclusa in precedenza), la risposta di Maria alla dieta prescritta fu molto rapida. Dopo soli due mesi l'emicrania era passata da settimanale (con almeno due giorni di malessere rilevante) a mensile (con dolori molto più contenuti e brevi), mentre la sintomatologia colitica era scomparsa. Nei mesi successivi anche l'emicrania divenne un evento occasionale e la prima stagione di "raffreddore da fieno" passò quasi silente, con sintomi di lieve entità e perfettamente sopportabili. L'intervento di "riduzione della fiamma" aveva avuto pieno successo. Maria ci riferisce che, da allora, quando usa la pentola a pressione, le scappa sempre un sorriso.

LA *GLUTEN SENSITIVITY* COME ESEMPIO

La recente definizione della *gluten sensitivity* (un'intolleranza al glutine che provoca gli stessi sintomi della celiachia senza esserlo e che, secondo alcuni autori, interessa un numero di persone compreso tra il 10 e il 20% della popolazione sana) ha gettato nuova luce sui fenomeni infiammatori da cibo.
La reazione al glutine – spesso indistinguibile sul piano clinico da quella della celiachia – è dovuta solo all'attivazione difensiva di citochine specifiche. In termini scientifici si parla proprio di attivazione di quei *Toll Like Receptors* 2 (TLR2) che nell'organismo hanno la funzione di segnalare un pericolo (in questo caso il superamento di un livello di soglia dell'assunzione ripetuta di un certo cibo) [1]. Questi recettori, che appartengono al sistema difensivo più antico, quello dell'immunità innata, determinano la reazione infiammatoria, vale a dire il "segnale di allarme" che indica la necessità di cambiare comportamento alimentare. Se poi l'avvertimento non viene ascoltato, le conseguenze possono essere anche gravi.

SIGNIFICATO EVOLUZIONISTICO DELLE IGG

Malattie immunologiche importanti, come il lupus eritematoso sistemico (LES), l'artrite reumatoide e molte altre, mostrano una significativa connessione con l'infiammazione a bassa intensità, ma anche senza chiamare in causa condizioni limite come queste, non è difficile comprendere come il fatto di ingrassare apparentemente senza motivo (per l'effetto della flogosi sulla resistenza insulinica) o di soffrire di colite sia da mettere in relazione con i processi infiammatori che abbiamo già illustrato.
Lo studio di queste condizioni passa oggi, in congruenza con le più recenti ricerche scientifiche, attraverso la definizione di una flogosi da cibo, che è quantitativamente misurabile per mezzo della valutazione di BAFF e talora di PAF, dell'evidenza di esami ematici come il complemento C3 e C4, del numero di globuli bianchi e del numero di eosinofili (che in questi casi spesso sono alti)

e della comprensione dei possibili contatti alimentari intervenuti in precedenza che possono risultare significativi dal punto di vista immunologico.
Grazie alle scoperte di Finkelman (2007 [2] e 2011 [3]) abbiamo compreso come le Immunoglobuline G (IgG) nei confronti di un alimento siano semplicemente il segno di un'attivazione immunologica nei confronti di un cibo e come possano essere sia espressione dell'innalzamento della soglia della risposta verso quel cibo (quando riducono le reazioni allergiche) sia del suo contrario (quando aumentano la risposta allergica). La direzione della reazione dipende dal livello di anticorpi e dal livello di antigene; quindi le stesse IgG vanno valutate per quello che sono: un segnale dell'avvenuto contatto immunologico con l'alimento e una guida per impostare un approccio volto al riequilibrio verso quel gruppo alimentare o quell'alimento. Usando le IgG come segnale di "avvenuto contatto" si può aiutare l'organismo a recuperare un controllo immunologico della risposta al cibo attraverso una pratica molto simile allo svezzamento infantile, che riproduce in parte il percorso fisiologico di maturazione del sistema immunitario.
La creazione della tolleranza immunologica – o il suo recupero quando sia andata persa – appare come una necessità per la sopravvivenza e, allo stesso tempo, come un obiettivo per la salute e il benessere. A questo scopo risulta indispensabile la conoscenza e la pratica di un'alimentazione variata e sana, senza inutili restrizioni.

COSA SUCCEDE IN PRATICA

Come abbiamo già descritto in parte nella storia di Maria, nel momento in cui l'organismo incontra per la prima volta un cibo, lo analizza e lo valuta con l'aiuto degli strumenti forniti dall'immunità innata (ad esempio quei radar chiamati TLR2) e, in presenza di particolari segnalazioni di rischio, inizia a produrre alcune citochine (tra le quali BAFF e PAF) che innescano a catena i segnali di malessere che si manifestano anche all'esterno. Tra i fenomeni che avvengono in sequenza, l'infiammazione facilita la produzione di determinate Immunoglobuline G (IgG) nei confronti di certe parti dell'alimento, in modo da "segnalarne la presenza" in occasione di un successivo incontro.
Inoltre, l'infiammazione a bassa intensità tende a crescere, sommando i risultati di diverse cause. L'effetto finale è quello della "goccia che fa traboccare il vaso", oppure, come dicono gli inglesi "the straw which brakes the camel back" (la pagliuzza che fa rompere la schiena del cammello, già carico). Questo significa che il livello di soglia della pentola surriscaldata è ormai raggiunto e una qualsiasi causa (un polline, oppure l'esposizione al sole o la semplice pressione sulla pelle) fanno scattare una reazione (asma, eritema solare, orticaria) che è spropositata rispetto all'entità dello stimolo. Un po' di sole che riattiva dei dolori artritici (come avviene in molte malattie autoimmuni non controllate) non risulta avere alcuna utilità evoluzionistica, a meno che i raggi non siano quella "goccia" che fa superare il livello di soglia, facendo scoppiare una reazione intensa.

INFIAMMAZIONE DA CIBO E BAFF

Il BAFF è una citochina infiammatoria di notevole importanza; Medscape è una delle strutture che a livello mondiale si occupa della formazione dei medici e della gestione dei lavori scientifici e, verso la metà del 2010, ha indicato a tutti i medici del mondo la connessione diretta tra il BAFF e la flogosi da cibo [4]. Un gruppo di ricercatori norvegesi ha scoperto che le persone che lamentavano effetti dannosi in seguito al consumo di alcuni alimenti, producevano una particolare citochina (il BAFF appunto), che era perfettamente rilevabile e significativamente più elevata rispetto a quella delle persone che non manifestavano alcun disturbo. In pratica, quindi, sono stati studiati soggetti sani, selezionati tra quelli non allergici e sicuramente non malati di disturbi intestinali, con l'unica caratteristica di aver segnalato l'insorgenza di disturbi di diverso tipo in connessione con il consumo di certi alimenti. Queste persone, anche in assenza di anticorpi contro il cibo, presentavano livelli di BAFF (potenziale responsabile del loro malessere) molto più elevati delle altre persone che non avevano avuto sintomi.
Il BAFF non è connesso con le IgE (Immunoglobuline E), appartiene alla famiglia dei TNF (un gruppo importante di citochine, coinvolto con il mantenimento di fenomeni "semplici" come l'artrite e la difesa antitumorale) ed è responsabile di numerosi disturbi, tra i quali i fenomeni immunologici a cascata tipici dell'infiammazione da cibo (dall'artrite, appunto, alla sindrome del colon irritabile). Il BAFF non dipende solo dalla reazione da cibo e può talvolta essere espressione di un processo flogistico provocato da altri fenomeni, ma la risposta alimentare rimane una di quelle quantitativamente più importanti, tanto che nella nostra esperienza lo vediamo spesso calare in risposta a una corretta impostazione nutrizionale.
Grazie al BAFF viene quindi richiuso il circolo dei fenomeni non IgE legati a cibo, connessi con la "low grade inflammation" (infiammazione a bassa intensità) e con lo stress ossidativo. La molteplicità dei disturbi correlabili al BAFF è notevole, come vedremo più avanti, e anche se questa citochina non viene prodotta solo in risposta al cibo, è comunque un forte indicatore di questa condizione, tanto che il suo livello può essere efficacemente utilizzato per la sua valutazione e la sua evoluzione.

INFIAMMAZIONE DA CIBO: IL TERMINE CORRETTO

Oggi dobbiamo fare riferimento al termine "infiammazione da cibo" per dare conto dei tanti sintomi che l'organismo può manifestare in seguito a un rapporto alterato con l'alimentazione. Finalmente è legittimo pensare che il nostro "sistema interno" vada rieducato, senza colpevolizzare un singolo alimento. L'obiettivo a questo punto non può che essere quello di accompagnare le persone verso un equilibrio soddisfacente, verso la riconquista della tolleranza nei confronti del cibo e verso la scelta di una dieta sana e variata, che restituisca loro benessere e forma fisica.
In questo percorso l'intestino è l'elemento cruciale: è da esso che originano i

tanti segnali di disturbo che portano all'alterazione dello stato di salute. Non a caso, è in continua crescita il numero di persone che pone attenzione alle risposte e ai segnali provenienti dall'apparato digestivo. L'antico detto "quel che non strozza ingrassa", indicava che tutto ciò che entrava in bocca seguiva un suo tragitto ben definito, che poco aveva a che fare con l'equilibrio interno dell'organismo, salvo il fatto di fornirgli energia. Oggi sappiamo invece che le interazioni tra cibo, intestino e intero organismo sono molteplici, tanto che alcuni autori parlano dell'intestino come di un "secondo cervello", proprio per la somma delle sue terminazioni nervose e delle funzioni di elaborazione, che scopriamo ogni giorno più numerose. Tra le altre cose, l'intestino produce citochine infiammatorie – responsabili di disturbi che si manifestano a distanza – e mediatori immunologici che regolano le capacità difensive di ogni essere umano. Una corretta impostazione nutrizionale può fare davvero "miracoli", allora, nel rafforzare l'organismo. Ma ci sono anche ottimi integratori che possono accelerare il raggiungimento dell'obiettivo aiutandoci a controllare la flogosi e a mantenere vivo e attivo il sistema digestivo.

ANTINFIAMMATORI O MODULATORI DELLA REAZIONE ALLERGICA?

Nel percorso di rieducazione alimentare con il quale accompagniamo i pazienti verso la guarigione, noi utilizziamo alcuni validi supporti naturali in grado di favorire il recupero della tolleranza e il controllo dell'infiammazione. Da subito ci siamo chiesti se non fossero in fondo semplici antinfiammatori naturali, solo meno dannosi di quelli classici. Nel corso del tempo, però, abbiamo compreso che si tratta di sostanze che, seppur dotate di una qualche azione diretta, svolgono fondamentalmente un ruolo di regolazione della risposta immunologica e quindi favoriscono la guarigione intervenendo anche sulle cause del problema (un maggiore dettaglio sull'uso di queste sostanze è proposto a pag. 103 nel capitolo 20 "Supporti terapeutici").

Facciamo alcuni esempi: rimedi fitoterapici come olio di Perilla, olio di Ribes nero e curcuma, accanto all'azione antiflogistica diretta, intervengono nella modulazione di alcuni fattori nucleari e regolano la comunicazione e i segnali tra le cellule. Sostanze antiossidanti come l'acido lipoico migliorano la sensibilità insulinica e attivano la capacità disintossicante dell'organismo. Il colostro regola la risposta immunologica delle pareti intestinali. Alcuni ceppi di probiotici hanno una funzione simile e gli enzimi digestivi (classe di prodotti di altissima efficacia) riescono a ridurre la presentazione degli antigeni a livello intestinale, interferendo in modo "inaspettato" nella catena di eventi che porta all'infiammazione da cibo. Quando la digestione non è adeguata, gli antigeni alimentari non digeriti correttamente raggiungono l'intestino, dove possono produrre processi reattivi e flogistici. Ma l'uso di enzimi specifici può attenuare o risolvere questo problema.

SEGNALI E PUNTI DI VISTA

In virtù del complesso sistema di messaggistica interna che abbiamo descritto, ogni essere vivente è sottoposto ogni giorno – al suo interno – a un flusso continuo di segnali che determinano le sue risposte al mondo esterno. Stiamo parlando di segnali spesso sottovalutati nel mondo medico, che preferisce orientare le sue diagnosi in modo meccanicistico o di stretta relazione causa/effetto, ma quando questa relazione comporta due o più passaggi – come in tutti i sistemi complessi – va inevitabilmente perduta la capacità di lettura degli eventi clinici. Facciamo qualche esempio.

- Non esiste alcuna relazione documentata tra livello della sideremia (ferro) nel sangue e induzione delle mestruazioni, eppure capita spesso che, a fronte di una carenza di ferro, alcune donne smettano di mestruare o sperimentino temporanee irregolarità del ciclo.
- Non esiste relazione tra allattamento al seno e consumo di frutta e verdura, eppure i bambini allattati al seno mangiano molta più frutta e verdura di quelli allattati artificialmente (citato da Aviva Mast, durante la sua presentazione al 3^ Forum Barilla, Milano 2011).

Sono solo due semplici esempi, ma indicano chiaramente come qualsiasi evento possa fornire un segnale importante e diventare, per un organismo complesso, ricco di significato. Ogni segnale attiva circuiti e sistemi diversi anche lontani tra loro e apparentemente non connessi con l'evento finale. Questo ci offre la possibilità di intervenire sul funzionamento dell'intero organismo con azione locale o generale. È per questo motivo che un intervento alimentare o nutrizionale può diventare il fattore cruciale nella regolazione dell'equilibrio dell'organismo e delle sue funzioni.

DIGIUNO, PALEOLITICO E INFIAMMAZIONE

La manifestazione di una reazione immunitaria, come quella che si sviluppa in relazione al cibo che mangiamo, non è l'unica situazione che porti allo sviluppo di citochine specifiche. Anche gli orari dei pasti e il corretto bilanciamento di carboidrati e proteine all'interno del singolo pasto, per esempio, sono importanti segnali ai quali l'organismo risponde di nuovo con la produzione di sostanze infiammatorie che rappresentano altrettanti "segnali di allarme".

La disponibilità di cibo (o la sua mancanza), a partire dai primi minuti del mattino, è realmente uno dei segnali primordiali recepiti dal nostro organismo. Se non mangiamo subito qualcosa, il "cervello rettiliano" (presente in noi da milioni di anni, e sulla cui funzione l'uomo si è conformato dal paleolitico a oggi) interiorizza la paura di morire di fame. Un potente segnale di pericolo, al quale il sistema nervoso risponde mettendo in moto meccanismi difensivi di accumulo adiposo e di rallentamento del metabolismo.

È importante allora capire che anche segnali molto semplici, come fare una sostanziosa prima colazione, possono portare l'organismo a essere dissipativo,

creativo e attivo, tanto quanto l'assenza della prima colazione può renderlo riduzionista, limitativo, triste.
Un segnale di ricchezza spinge l'organismo a comportamenti "da ricchi", mentre un segnale di povertà fa agire "da poveri". Non è un'azione psicologica o mentale: deriva piuttosto dalla specifica azione su un fattore nucleare definito NF-kB. Stiamo parlando di strutture del nucleo di ogni cellula, che regolano la produzione di alcune citochine infiammatorie e i rapporti tra zucchero e insulina, ma anche l'attività del metabolismo e di altre funzioni ormonali.

Ricchezza e povertà nell'organismo

Segnali di ricchezza spingono l'organismo a

- *spendere;*
- *trasformarsi in cacciatore;*
- *consumare grasso;*
- *attivare sistemi di azione dissipativi e affermativi sul mondo esterno;*
- *ridurre l'infiammazione.*

Segnali di povertà portano a

- *consumare i muscoli;*
- *trasformare in grasso anche le calorie della frutta o calorie di solito consumate rapidamente;*
- *indurre atteggiamenti riduzionistici, difensivi e abbassare il tono dell'umore;*
- *attivare risposte infiammatorie a bassa intensità.*

L'effetto che i segnali – anche "solo" di tipo alimentare – possono indurre sull'organismo sono talvolta imponenti, sia per la sfera emotiva sia per tutta la sfera fisica e immunologica. Consideriamo un dato: quando a un soggetto che stia seguendo una dieta ipocalorica (con prime colazioni di solito ridotte ai minimi termini) riusciamo a proporre una vera e ricca prima colazione, questo fa scattare un segnale ormonale che – grazie alla produzione dell'ormone leptina – stimola la funzione tiroidea, l'attivazione degli ormoni sessuali e la corteccia surrenale, consente di ridurre la flogosi, attiva direttamente la tiroide e facilita la costruzione di massa muscolare. La mancanza di leptina, invece (dovuta ad esempio al protrarsi di una dieta ipocalorica, come a periodi di prolungata carenza di alcuni nutrienti), può determinare effetti esattamente opposti. È doveroso però ricordare che la carenza funzionale di leptina (che si verifica quando la leptina c'è, magari anche in abbondanza, ma non funziona) si verifica anche nei soggetti obesi. I segnali registrati dall'organismo sono quindi numerosi e diversificati, spesso indotti anche da cambiamenti piccoli ma capaci di determinare riequilibri immunologici, ormonali e metabolici anche di vasto respiro.

Capitolo 4

Dove sono finite le vecchie intolleranze alimentari?

Periodicamente il tema delle intolleranze diventa una "questione" di primo piano, più per la ricerca di titoli a effetto da parte dei grandi media che per informare con puntualità. Ogni volta che succede, come nel 2008 dopo un'inchiesta delle "Iene", o nel 2011 dopo un servizio di "Striscia la Notizia" sulle intolleranze in farmacia, il sito Eurosalus, sul quale scriviamo entrambi, è puntualmente intervenuto – addentrandosi anche negli aspetti scientifici e sociologici della questione – per aiutare il pubblico interessato a comprendere cosa trasforma il tema delle reazioni avverse agli alimenti in fatti di cronaca. È ora quindi di fare un po' di chiarezza.

LA QUESTIONE DELLE INTOLLERANZE E IL CAMBIO DI PARADIGMA

Le intolleranze alimentari sono un problema sentito da molti. Trasformarle in una questione di principio ci fa pensare inevitabilmente al Concilio di Trento (1545-1563), dove si persero almeno 18 anni per discutere quale fosse il sesso degli angeli. In modo simile, oggi, da una parte si schierano sanitari (medici e non medici) che identificano allergie al cibo in modo assai discutibile e prescrivono inutili e pericolose diete di eliminazione e, dall'altra, dotti accademici che – troppo presi dalla ricerca di improbabili anticorpi responsabili di allergie per guardare in faccia la realtà – negano l'esistenza delle intolleranze. Tutto questo mentre le persone continuano a stare male per i disturbi correlati al cibo che né gli uni né gli altri cercano di capire davvero.

L'INFIAMMAZIONE DA CIBO, PRIMA RISPOSTA IMMUNITARIA

Su questo secondo punto, in particolare, nei centri SMA e GEK di Milano stiamo guidando un cambio di paradigma – che i lettori di Eurosalus ben conoscono –

per affrontare finalmente il tema delle reazioni flogistiche connesse con l'alimentazione e colmare in modo rigoroso il divario esistente tra i rappresentanti della "scienza ufficiale" che – asserragliati nel loro potere – rifiutano di confrontarsi con i dati scientifici che da almeno 4-5 anni inondano le riviste mediche specializzate segnalando evoluzioni scientifiche portentose, e la parte di pubblico che si affida a test privi di credibilità scientifica, e alle conseguenti improbabili diagnosi giustamente criticate dai media.
Questa situazione ha reso le intolleranze una sorta di totem che tiene lontani sia gli scienziati sia la gente comune dalle possibili soluzioni. Ecco il senso del nostro cambio di paradigma: affermare concetti nuovi e già riconosciuti dalla scienza – quali l'infiammazione da cibo e la definizione di intolleranze in quanto espressione di flogosi difensiva (non di allergia, come la recente scoperta della *gluten sensitivity* ha dimostrato in modo esemplare) – perché proprio quei dati scientifici ci consentono oggi di sfidare convenzioni incrostate dall'azione del tempo e gli interessi che le sostengono [1].
Ricordiamo qui che la prima reazione avviene per l'azione di quei "radar" (TLR2), che segnalano il contatto con sostanze sconosciute, e del BAFF, che trasforma il contatto con il cibo, e la sua presenza eccessiva o indesiderata, in segnali clinici di difesa (dall'eczema all'asma, dalla colite all'artrite, fino a una lunga serie di altre forme infiammatorie). Si tratta quindi di un sistema difensivo che appartiene alla sfera dell'immunità innata – antichissima forma di controllo presente nei mammiferi – e non a quella acquista (produzione di anticorpi), che interviene solo in un secondo momento a completare il significato della reazione.

LE INTOLLERANZE ALIMENTARI CHE FURONO

Uno dei primi articoli diffusi in Italia sulle intolleranze alimentari risale agli anni Ottanta. Allora si trattava di un tema nuovo e il termine aveva la prerogativa di una notevole pregnanza di significato. Se la normalità è la tolleranza alimentare, quella che i lattanti acquisiscono con lo svezzamento, il suo contrario è – giustamente – l'intolleranza. Nel tempo, il *Corriere della Sera* ne ha parlato in uno dei suoi "Speciale salute" e l'applicazione in ambito sportivo del trattamento ha trovato conferma nel successo del ciclista Gianni Bugno al Giro d'Italia (l'approccio alimentare personalizzato che nel nostro Centro abbiamo applicato per quell'atleta riuscì a produrre un miglioramento delle performance muscolari, e la riduzione dell'infiammazione e della stanchezza del ciclista). Ma dagli esordi in poi, al corretto termine di "intolleranza" sono state attribuite accezioni di ogni tipo, con riferimenti a concetti confusi e a pratiche scientificamente molto discutibili. Alcune di queste hanno sicuramente contribuito a una maggiore comprensione del fenomeno, ma globalmente il termine di "intolleranza alimentare" si è trasformato in una sorta di credenza popolare senza possibilità di considerazione scientifica. È comprensibile. Da immunologo che ha contribuito tra i primi a studiarlo, ho visto pazienti arrivare nel nostro studio in gravi condizioni di

denutrizione in seguito a diagnosi di "intolleranza alimentare" che imponevano l'eliminazione di cibi fondamentali per una nutrizione corretta, in totale spregio della risposta fisiologica dell'organismo. Diagnosi fatte "col pendolino" vengono portate così ad esempio di una medicina che si occupa dell'uomo, così come prescrizioni di diete di eliminazione totale di un alimento – peggiori di quelle ancora proposte per la celiachia – nonostante i lavori scientifici che spiegano chiaramente i rischi della perdita di tolleranza erano, e in parte sono ancora oggi, all'ordine del giorno.
Noi, pur consapevoli che il termine "intolleranza" significa perdita della tolleranza, dai primi anni a oggi abbiamo perfezionato il nostro approccio, tenendo conto dei dati scientifici che via via si sono resi disponibili. Per questo preferiamo agire in positivo, cioè dare valore alla tolleranza immunologica e lavorare in base al principio che l'essere umano abbia necessità di immagazzinare energia attraverso il cibo e di costruire con esso quella relazione di amicizia per la quale la natura ci ha ben attrezzati. Basta essere pronti a leggere eventuali segnali di allarme. Se siamo vivi è per la tolleranza immunologica che abbiamo acquisito al momento dello svezzamento, grazie alla quale abbiamo imparato a neutralizzare i segnali di allarme espressi attraverso l'infiammazione. Il tema della relazione con ciò che mangiamo è strettamente collegato alla teoria evoluzionistica dell'infiammazione da cibo, sulla quale stiamo lavorando con successo. Ogni volta che in questo libro usiamo il termine ormai popolare di "intolleranza alimentare", ci stiamo riferendo più propriamente all'infiammazione dovuta all'alterazione del rapporto col cibo, che nella nostra esperienza è una condizione perfettamente guaribile.

I VECCHI "TEST DI INTOLLERANZA"

Il cammino verso le attuali conoscenze scientifiche sull'infiammazione da cibo e sulle ipersensibilità alimentari è stato costellato dall'impiego di test o di pratiche che oggi sappiamo essere obsolete o di scarso significato sociale, oppure superate da altri test sicuramente più comunicabili sul piano scientifico. Nonostante questo, è abbastanza ovvio che chiunque sia stato guarito da un "atto magico" difenderà a spada tratta quel singolo test che l'ha aiutato, anche se è privo di spiegazioni scientifiche. Ne ricordiamo alcuni, poco comuni, che vale tuttavia la pena di citare per il loro valore "storico":

1) SAFT (*Skin Application Food Test*, con l'applicazione di cerottini sulla schiena) che è non convenzionale se usato per le intolleranze e convenzionale se usato per le allergie da contatto.
2) Test di proliferazione linfocitaria periferica (test di Kondo).
3) Test del digiuno e del sovraccarico.
4) Test di provocazione intradermica o sublinguale.
5) Test di Coca.
6) Riflesso del polso di Nogier.

7) Indicazioni dall'esame del capello (un ottimo indicatore della presenza di metalli tossici presenti nell'organismo ma un pessimo – e solo fantasioso – indicatore di intolleranze e allergie).
8) Chinesiologia applicata.
9) Test citotossico (popolarissimo in passato, ma ormai inutilizzabile nella forma più diffusa per l'altissimo tasso di variabilità dei suoi risultati, e per l'assoluta individualità della lettura microscopica).
10) Test ALCAT, evoluzione della lettura del citotossico secondo criteri più legati alla funzione di singoli gruppi di cellule immunitarie, ma sempre orientato alla ricerca di un cibo colpevole anziché di una funzione di riequilibrio.
11) Test elettrodiagnostici (Vega, SARM, Voll, Mora, Bikom e altri).

Riguardo a questi ultimi, mi piace fare alcune considerazioni: si tratta di test tecnicamente molto simili, anche se "filosoficamente" molto diversi, nei quali un apparecchio elettrodiagnostico (in pratica un misuratore di impedenza) misura sui punti di agopuntura del corpo umano (o su aree cutanee diverse) le variazioni di potenziale elettrico; il circuito elettrico contiene una preparazione corrispondente al cibo o al farmaco da testare e le variazioni elettriche del circuito dovrebbero indicare la presenza o l'assenza di un'allergia o di un'intolleranza. La nostra pratica clinica è purtroppo "funestata" dalle centinaia di persone che – a fronte di test di questo genere, seguiti dall'indicazione di eliminare decine di alimenti – hanno seguito pericolose diete di eliminazione, ovviamente con più danno che beneficio. È logico allora che per i segugi delle "Iene" o di "Striscia la notizia" diventi facilissimo partire da situazioni simili – che hanno dalla loro la colpa di avere banalizzato il tema delle intolleranze alimentari camuffando alcuni fantasiosi test da atto sanitario – per mettere alla berlina tutto ciò che riguarda la reattività al cibo. Un tema che, purtroppo, in mancanza di soluzioni condivise dalla cosiddetta "scienza ufficiale", continua a coinvolgere drammaticamente un numero crescente di persone. Incutere la paura di un cibo senza alcuna base scientifica rappresenta sicuramente un grave problema etico e potenzialmente giuridico, per il sanitario responsabile di questo tipo di "diagnosi", ma soprattutto è una minaccia concreta per la salute del suo paziente.

IL TEST DRIA

È uno dei test non convenzionali che negli ultimi decenni ha avuto un ruolo fondamentale per la comprensione dei meccanismi legati alla risposta infiammatoria agli alimenti. Rimane, nelle mani del singolo operatore, un ottimo strumento pratico di lettura delle reazioni singole, mentre ha sicuramente un valore molto ridotto in quanto metodica di screening su grandi numeri di individui. Questo test ha consentito di affrontare con successo il problema dell'ipersensibilità alimentare non IgE mediata molto prima di quelli oggi disponibili sul mercato, dimostrandosi spesso utile anche a supporto della diagnosi delle allergie classiche IgE mediate. Ha inoltre consentito di migliorare via via la comprensione

dei meccanismi sui quali si basa il recupero della tolleranza immunologica, che oggi applichiamo regolarmente nella nostra pratica clinica. La sua validità clinica è stata documentata attraverso una serie di lavori accettati per il Congresso mondiale di Allergologia di Stoccolma del 1994 [2], presentati al Congresso sulla Tolleranza Orale della New York Academy of Sciences nel 1995 e pubblicati sugli annali della stessa New York Academy [3], quindi presentati al Congresso mondiale di Dermatologia a Sydney nel 1997 [4], ai Congressi europei di Allergologia a Birmingham nel 1998 [5] e a Berlino nel 2001 [6] e, ancora, al Congresso mondiale di Allergologia di Vancouver nel 2003 [7] e ai Congressi europei di Allergologia di Varsavia (2009) [8] e Londra (2010) [9], in particolare con lavori dedicati al trattamento della candidosi recidivante attraverso una iposensibilizzazione a bassa dose.
Oltre alla sensibilità diagnostica, il test DRIA ha potuto sempre vantare due grandi prerogative; la prima, quella di poter individuare, durante la sua esecuzione, una concentrazione specifica dell'alimento o dell'allergene respiratorio, utilizzabile poi per la terapia e per il recupero della tolleranza immunologica. La seconda, fondamentale per la scrittura di questo libro, è stata quella di poter seguire con precisione l'andamento dell'evoluzione clinica di ogni soggetto, fino alla creazione di un maggiore buffer di compensazione. Se oggi siamo in grado di comprendere le vere basi dell'infiammazione da cibo e i sottili meccanismi che guidano il recupero della tolleranza alimentare e immunologica, e se siamo riusciti a individuare i migliori mezzi scientifici che – allo stato attuale dell'arte – possiamo mettere in campo per la guarigione, lo dobbiamo all'esperienza fatta con questo strumento e al rapporto diretto con le persone che abbiamo seguito con questa metodica. Un grazie, prima di passare oltre, è sicuramente dovuto.
(Informazioni sui corsi di formazione per l'impiego del test DRIA e l'utilizzo integrato dei diversi tipi di test si possono richiedere a: info@driatec.it).

LE DIAGNOSI CLASSICHE

Parlare di diagnosi d'intolleranza o di allergia alimentare al di fuori di un contesto globale che tenga conto dell'infiammazione indotta dall'immunità innata, oggi appare davvero anacronistico. Tuttavia, nel tempo, per la sola valutazione delle allergie IgE mediate, sono stati definiti convenzionali i test elencati qui di seguito, indipendentemente dal fatto che fossero o non fossero adatti a rilevare le intolleranze o le allergie: la caratteristica che li rende accettabili al mondo scientifico è che dovrebbero essere ripetibili in condizioni standardizzate. In parole più semplici, chiunque ripeta il test nelle medesime condizioni dovrebbe ottenere un risultato paragonabile a quello ottenuto da un altro operatore. In genere, i test convenzionali mirano a individuare le Immunoglobuline E (IgE), ma abbiamo già visto con chiarezza come la diagnosi delle sole IgE non spieghi l'infiammazione da cibo, che dipende anche da un coinvolgimento delle IgE, ma non le considera le prime responsabili del fenomeno. Per impostare con successo le diete di recu-

pero della tolleranza immunologica, ci capita in effetti di valutare spesso anche i dosaggi di IgE (proprio come usiamo quelli delle IgG di *RecallerProgram*).
Alcuni test sono di tipo convenzionale per le allergie da contatto (come il Patch test), ma in parte oggi vengono considerati anche come un possibile orientamento nei confronti di un'allergia alimentare ritardata. Questo vale in particolare per un test che sfrutta lo stesso principio del Patch test, ma nel quale sulla pelle vengono applicati direttamente gli alimenti. Si tratta del SAFT *(Skin application food test)*, per il quale si è confermata una notevole corrispondenza con le prove di carico, ma come al solito una ridotta concordanza con il RAST.
Di recente il SAFT test, che dovrebbe essere utilizzato solo per diagnosticare le allergie da contatto ai cibi dei lavoratori dell'industria alimentare, viene utilizzato, col nome di *Atopy Patch Test*, per la diagnosi di allergie ritardate da cibo, con risultati molto positivi.
La diagnosi di un'allergia alimentare dovuta a IgE viene fatta in genere integrando i dati di RAST e Prick con la storia clinica del paziente e poi confermata dall'esecuzione del DBPCFC (Test di carico in doppio cieco).
I test allergologici classici e "convenzionali" più comuni sono:

a) Prick test (utile per le allergie, ma non tiene conto delle reazioni tardive che possono indicare una posizione intermedia tra allergia e intolleranza).
b) Prick by Prick (utilizza alimenti freschi invece che soluzioni).
c) RAST (dosaggio specifico delle IgE; aiuta a confermare un sospetto diagnostico, soprattutto in caso di allergia respiratoria e, in minor misura, di tipo alimentare).
d) PRIST (dosaggio delle IgE totali; caratterizza, soprattutto nei bambini, una tendenza allergica generale, senza segnalare verso quali sostanze).
e) Patch test (soprattutto per la diagnosi delle patologie dermatologiche da contatto, effettuato di solito con "i cerottini sulla schiena").
f) DBPCFC (*Double Blind Placebo Controlled Food Challenge*, ovvero test di carico in doppio cieco, utilizzato nella diagnosi delle allergie e, se ripetuto per più giorni, applicabile anche alle allergie alimentari ritardate).

NON CONVENZIONALE O NON SCIENTIFICO?

I test convenzionali attualmente in uso per la diagnosi di ipersensibilità alimentare servono solo per evidenziare le IgE (Immunoglobuline E), quindi per eventuali allergie gravi, ma non sono in grado di evidenziare le reazioni cellulari non dipendenti da IgE, mentre ormai abbiamo ben chiaro che il problema della flogosi da cibo non è un problema allergologico puro, come per molti anni (quasi tutti persi...) il mondo scientifico ha pensato.
Una malattia che non guarisce nonostante le cure, e dovuta alla presenza di infiammazione minima persistente o di un quadro patologico complesso, suggerisce sempre di perfezionare una diagnosi di ipersensibilità agli alimenti e di valutare il quadro infiammatorio complessivo. Per farlo è necessario effettuare

un test non convenzionale, i risultati del quale vanno sempre interpretati da un sanitario responsabile ed esperto che, in base al quadro clinico generale, possa stabilire anche il progetto terapeutico per il recupero della tolleranza. Gli unici test convenzionali (cioè univocamente accettati dal mondo medico) sono quelli appena segnalati. Tutti gli altri sono test non convenzionali, quindi attualmente non offerti dal Servizio Sanitario Nazionale (salvo rari casi) e ancora non accettati da tutti nel mondo medico. Il termine "non convenzionale", tuttavia, non equivale a "non scientifico": tra questi, infatti, il test di dosaggio delle IgG (*RecallerProgram*, del quale parliamo diffusamente nella seconda parte di questo volume, vedi a pag. 107) e il test di Kondo (valutazione della reazione dei linfociti agli alimenti), benché ancora non accettati univocamente dalla comunità medica, sono documentati da notevoli lavori scientifici. Per alcuni di questi test, come il dosaggio delle IgG – visti i dati scientifici ormai pubblicati – si è sicuramente molto vicini a un riconoscimento globale, ma fino a quel momento continueremo rigorosamente a considerare questo test come "non convenzionale". In particolare, per *RecallerProgram*, sappiamo di usare le indicazioni delle IgG solo come segnale di avvenuto contatto con il cibo e come documentazione di una reazione passata, in accordo con la teoria evoluzionistica dell'infiammazione. I dati scientifici di conferma si stanno comunque accumulando e siamo fiduciosi che, in tempi molto brevi, questo modo di leggere la reazione agli alimenti possa diventare lo standard di interpretazione del fenomeno.

INTERAZIONI TRA ALLERGIE E INFIAMMAZIONE DA CIBO

Negli ultimi anni la presenza di forme allergiche tra la popolazione (il termine scientifico è "prevalenza") è nettamente cresciuta. Nelle nazioni occidentalizzate e industrializzate il complesso delle forme respiratorie (asma, rinocongiuntivite, rinite ecc.) e dermatologiche (orticaria e dermatite atopica) arriva a coinvolgere il 25-30% della popolazione adulta, raggiungendo valori anche più elevati (40-45%) tra i bambini. Per quanto riguarda le forme di infiammazione diffusa correlabili a un'ipersensibilità alimentare, a seguito delle ultime definizioni scientifiche del fenomeno il coinvolgimento riguarderebbe una percentuale di popolazione che in alcuni degli studi effettuati raggiunge il 60% e che si muove in genere su valori compresi tra il 30% e il 40%. L'incidenza delle intolleranze alimentari varia tra diverse nazioni, tra uomini e donne, tra diverse categorie di età, tra etnie diverse. Un importante lavoro scientifico del 1991 rilevava, tra le diverse analisi, una prevalenza di reazioni avverse agli alimenti che andava dal 12% al 33% della popolazione [10]. Non sfugga che anche nella più ridotta delle ipotesi, si parla di fenomeni che riguardano 8 milioni di persone solo in Italia, che diventano quasi 20 milioni se facciamo riferimento all'ipotesi più consistente. Si tratta quindi di un fenomeno di elevato rilievo sociale, al quale la medicina deve dare una risposta pratica.

D'altra parte anche le allergie alimentari "vere" (dovute cioè alle IgE), che venivano considerate un tempo limitate allo 0,5-1% della popolazione, risultano in crescita in virtù delle classificazioni più recenti, assestandosi intorno a valori che tra i bambini possono raggiungere anche il 7-8%. Sembra di poter affermare che sia le ipersensibilità verso gli allergeni respiratori, sia i fenomeni di ipersensibilità verso gli alimenti, sia i fenomeni dermatologici allergici coinvolgano tutti circa il 30% della popolazione. Anche se consideriamo che in molte persone si sommano insieme fenomeni alimentari, respiratori e dermatologici, gli individui che non presentano alcun tipo di ipersensibilità o di allergia sono oggi sempre più rari.

LE DUE VIE DELL'ALLERGIA

Negli ultimi dieci anni, si sono susseguite ricerche e indagini che hanno consentito di integrare le attuali conoscenze scientifiche in modo da descrivere questi fenomeni in una prospettiva clinica e scientifica più corretta. Tra le più importanti ricerche in questo campo non si può fare a meno di citare quelle svolte dall'americano Fred Finkelman nel 2007, riguardo l'esistenza di una via alternativa all'allergia classica che determina gli stessi fenomeni delle allergie IgE mediate, ma che non sarà mai evidenziabile con i test tradizionali [11].
Finkelman ha scoperto che esistono almeno due differenti vie di attivazione dell'allergia. Osserviamo nel dettaglio queste due manifestazioni:

- via classica modulata dalle IgE, dall'istamina, stimolata da piccole quantità di antigene, in presenza anche di basse quantità di anticorpi;
- via alternativa scatenata da alcuni globuli bianchi (in particolare macrofagi), con la partecipazione del BAFF *(B Cell Activating Factor)*, del PAF *(Platelet Activating Factor)*, modulata dalle IgG (Immunoglobuline G) e stimolata da grandi quantità di antigeni, ripetute nel tempo, in presenza di quantità anche importanti di anticorpi.

Questo studio conferma ciò che da molto tempo rappresenta un principio fondamentale nella nostra pratica, ovvero che tutte le analisi allergologiche classiche svolte fino a oggi, se non hanno considerato anche altri aspetti allergici oltre alle IgE, sono state, nella migliore delle ipotesi, parziali. La descrizione di questa allergia a due vie, quella classica (con presenza di IgE) e quella alternativa (senza IgE), è così vicina al modello delle ipersensibilità alimentari ritardate (intolleranze) e dell'infiammazione da cibo da sostenerci nella convinzione che questa seconda tipologia allergica sia un modello sempre attivo all'interno dell'organismo, più o meno affiancato alla reazione di tipo IgE.
Il corpo umano reagisce quindi ad alimenti, allergeni e prodotti chimici in modi differenti. La reazione allergica identificata come "tipo 1" o "IgE mediata" – in cui intervengono le Immunoglobuline E – è uno dei modi in cui l'organismo reagisce immediatamente all'assunzione di una determinata sostanza; tale reazione avviene quindi attraverso la cosiddetta "via classica" dell'allergia. Tra il 2003 e il 2005, numerosi ricercatori, tra cui Hugh Sampson, la massima autorità mondiale nel campo delle allergie alimentari, ha definito però l'esistenza delle "allergie

ritardate" fenomeni legati alla ripetizione dello stimolo alimentare sulle cellule intestinali per 2-3 giorni consecutivi [12]. Si tratta quindi di quei fenomeni che quasi tutti conoscono come intolleranze alimentari. Anche l'allergologo e immunologo tedesco Thomas Werfel ha ribadito con fermezza (contro i molti allergologi, tanti dei quali italiani, che pensano all'ipersensibilità alimentare come a una patologia legata solo alle IgE) che esistono le allergie alimentari immediate dovute alle Immunoglobuline di tipo E, e quelle ritardate, dovute all'introduzione sistematica di un certo cibo, caratterizzate dalla presenza di linfociti (particolari globuli bianchi) che si attivano e reagiscono determinando sintomi del tutto simili a quelli delle prime [13].

ALLERGIE RITARDATE

Come per le ipersensibilità alimentari, tuttavia, la comparsa dei sintomi si ha quando si ripete la sollecitazione, continuando a consumare i cibi non tollerati per qualche giorno di seguito. Va da sé che allergia e intolleranza sono entrambe espressione della reattività – e quindi del funzionamento – del sistema immunitario. Talvolta sfumano l'una nell'altra e si influenzano a vicenda, ma si differenziano per alcune caratteristiche specifiche. L'allergia è normalmente una risposta immediata che compare nel giro di pochi minuti, più raramente entro qualche ora, al contatto con la sostanza incriminata e implica l'intervento delle Immunoglobuline E (IgE) e dei mastociti. L'intolleranza, invece, è per lo più una reazione lenta, determinata dall'intervento di cellule o anticorpi diversi dalle IgE (cellule Th intestinali, come dimostrato da Sampson) che insorge dopo ore o giorni di assunzione ripetuta della sostanza alimentare o di contatto con un agente ambientale di altro tipo, verso il quale si ha una reattività: nell'organismo esistono infatti meccanismi di controllo che – in caso di intolleranza meglio che in caso di allergia – riescono a evitare lo scatenamento della reazione, che sarebbe dovuto al superamento del "livello di soglia" e alla comparsa della sintomatologia clinica. Se un'allergia rappresenta un fenomeno così acuto da poter essere identificato quasi a occhio nudo (basti pensare, per esempio, a un raffreddore da fieno primaverile o a un'orticaria da fragole), la reazione di intolleranza viene molto più facilmente trascurata perché somiglia, per certi aspetti, a un lento avvelenamento. In pratica, l'organismo riconosce il "nemico", lo "tiene d'occhio" cercando di limitare i danni e "scoppia" solo se l'introduzione dell'alimento prosegue fino a oltrepassare le possibilità di controllo dell'individuo.

IL LIVELLO DI SOGLIA

Indipendentemente dal tipo di allergia, ogni sintomo allergico compare al superamento di un livello di soglia. Sotto questo limite l'organismo è in grado di gestire lo stimolo allergico, mentre oltre il livello di soglia il sistema immunitario mette in modo i suoi meccanismi di reazione. Nel caso delle allergie immediate, il livello di soglia viene superato rapidamente a causa della liberazione di grandi quantità di istamina. Nel caso delle allergie ritardate, invece, il livello di infiammazione aumenta poco alla volta, al susseguirsi del contatto con l'antigene, fino a superare la soglia di allarme con la comparsa dei sintomi. Se è vero che per comodità si distinguono due diversi tipi di allergie, è importante considerare che i diversi meccanismi interagiscono vicendevolmente. L'infiammazione è, in ultima analisi, l'unico meccanismo di risposta che l'organismo e il sistema immunitario possiedono per reagire ai diversi stimoli irritativi esterni e interni, ed è su questo campo che i due tipi di allergie entrano in relazione.

LA STORIA DI RUGGERO E LE ALLERGIE PRIMAVERILI

Incontriamo Ruggero per la prima volta a gennaio nel nostro studio. All'epoca ha 37 anni e lavora come impiegato in una grande multinazionale. Negli ultimi anni la sua allergia alle graminacee si è decisamente accentuata e mentre prima il fastidio nel periodo primaverile era assolutamente sopportabile e non richiedeva che l'utilizzo sporadico di qualche collirio antistaminico, negli ultimi 2 anni la situazione è peggiorata considerevolmente costringendolo a utilizzare continuativamente, da marzo a giugno, un antistaminico per via generale, senza in ogni caso arrivare a controllare completamente la sintomatologia. Starnuti, congiuntivite, lacrimazione non lo abbandonano mai, se non in alta montagna o al mare. Da un Prick Test, Ruggero è risultato allergico alle graminacee, confermando il sospetto clinico. Gli esami del sangue dimostrano solo un modesto incremento percentuale degli eosinofili e un valore di IgE totali di poco sopra la norma.

Chiediamo a Ruggero di sottoporsi a un *RecallerProgram* per verificare la presenza di eventuali allergie alimentari ritardate. Dal test risulta un'ipersensibilità nei confronti del frumento, del latte e dei lieviti. Decidiamo allora di impostare una dieta di rotazione settimanale con alcuni giorni di astinenza dai cibi che rientrano nei grandi gruppi alimentari positivi al test e altri giorni in cui Ruggero può mangiare liberamente. Nelle prime fasi della dieta, e durante il periodo di maggior pollinazione, chiediamo a Ruggero una maggiore attenzione alimentare, con qualche giorno in più di astensione nella settimana. Quando si tratta un'ipersensibilità alimentare è importante non eliminare completamente i cibi positivi al test, ma ruotarli nella settimana con uno schema che rispecchi in tutto e per tutto lo svezzamento infantile, in modo da innalzare progressivamente il livello di soglia e ridurre così l'infiammazione da cibo. All'impostazione della dieta di rotazione settimanale affianchiamo l'integrazione di una miscela di minerali come manganese, rame, zinco, per modulare la risposta del sistema immunitario, e l'assunzione dell'olio di Perilla, noto per le sue potenti proprietà antiallergiche. Fissiamo un controllo per la fine di giugno. Quando torna, Ruggero confessa di aver avuto qualche difficoltà nel seguire la dieta. Spesso gli capita di pranzare fuori casa e quindi non è semplice trovare le giuste alternative senza frumento, latte e lieviti. Ruggero ci racconta però che il suo impegno è aumentato con l'inizio della stagione dei pollini: il fatto di seguire o no la dieta fa effettivamente la differenza,

e la sintomatologia risulta decisamente più accentuata nei giorni di libertà e nei momenti di sgarro. La ripetizione per più giorni consecutivi dell'assunzione di alimenti a cui Ruggero era intollerante non faceva altro che avvicinare il livello di infiammazione alla soglia oltre la quale compariva la sintomatologia. Ecco perché nei giorni di dieta Ruggero soffriva meno per la presenza delle graminacee: l'innalzamento del livello di soglia dell'organismo garantisce una sorta di buffer di compensazione della reattività allergica.
I buoni risultati sul piano allergico si sono accompagnati ad altri aspetti decisamente positivi. Seguendo la dieta di rotazione settimanale, Ruggero ha visto scomparire quella fastidiosa dermatite che spesso compariva ai margini dell'attaccatura dei capelli. Ruggero, per finire, appare più snello e asciutto, e registra una significativa riduzione della massa grassa a vantaggio della massa muscolare.
Fuori dal periodo di pollinazione delle graminacee, Ruggero si limita a seguire due soli giorni di dieta sulle sue personali allergie alimentari ritardate. Diversamente, in primavera fa maggiore attenzione, concedendosi di mangiare liberamente solo pochi pasti la settimanale, e riprendendo l'integrazione di minerali e olio di Perilla. In questo modo l'allergia alle graminacee è sotto controllo e Ruggero è costretto a ricorrere all'antistaminico solo in rare occasioni e non più in maniera continuativa.

GRANDI GRUPPI ALIMENTARI	
Ecco una descrizione sintetica dei grandi gruppi alimentari. Per una trattazione più dettagliata rimandiamo ai siti internet www.eurosalus.com – www.recallerprogram.com o a pubblicazioni come Recuperare la tolleranza alimentare *di Attilio Speciani (Tecniche Nuove, 2010).*	
Grandi gruppi alimentari	***Descrizione***
Frumento e cereali correlati	Nei giorni di dieta vanno evitati, oltre al frumento, tutti i cereali più simili a esso, quindi anche kamut, farro, segale. Va controllata la composizione di pasta, pane e, più in generale, dei prodotti da forno, prediligendo quelli preparati con farine alternative come quelle di riso, avena e mais. L'orzo non va usato se la reazione è al glutine. Da evitare anche prodotti come semola, semolino, couscous e le impanature di frumento o pangrattato. Nei giorni di dieta niente birra e whisky, che spesso contengono tracce di frumento, né i prodotti che in etichetta riportano la dicitura "leganti vegetali e cellulosici". Attenzione alle coperture dei formaggi tipo Brie e Camembert, che contengono farina.

Latte vaccino e prodotti lattiero caseari	Qualsiasi tipo di latte, sia fresco sia a lunga conservazione, di qualunque specie animale, anche quelli privi di lattosio, la panna, lo yogurt, il burro, qualsiasi tipo di formaggio, sia fresco sia stagionato, e ogni tipo di latte di origine animale comunque preparato (in polvere, condensato ecc.). Prosciutto cotto, salame, mortadella, salsiccia e wurstel possono contenere latte, quindi è bene controllare l'etichetta. Molti prodotti confezionati per l'infanzia e la gran parte dei dolci artigianali e industriali e dei gelati.
Grandi gruppi alimentari	***Descrizione***
Prodotti lievitati e fermentati	Tutti i prodotti lievitati da forno come pane, cracker, grissini, fette biscottate, compresi quelli detti a fermentazione naturale o senza lieviti aggiunti. In pratica, nei giorni di dieta sui lieviti vanno evitati tutti i cibi cotti in forno in cui sia contenuta farina. Quindi no anche a pane azzimo, fette di tipo Wasa, pane a fette, anche se riporta la scritta "senza lievito". Funghi. Tutti i formaggi, sia freschi sia stagionati, il tofu e lo yogurt. Il miele, il tè nero, il vino, la birra e tutti gli alcolici. I condimenti come l'aceto, la maionese industriale, la salsa di soia e le salse macrobiotiche. Tra i farmaci vanno talora evitati gli integratori vitaminici del gruppo B e naturalmente gli estratti di lievito. Nei giorni di dieta si farà anche attenzione ai cibi lasciati a fermentare (con limone o altri condimenti) e agli ortaggi conservati a lungo. Si eviteranno la macedonia lasciata a macerare, i succhi di frutta aperti e conservati per più giorni in frigorifero, la frutta essiccata (prugne, albicocche, fichi secchi). L'acido citrico utilizzato come conservante al posto del succo di limone.
Prodotti ad alto contenuto di sale	Tutti i prodotti da forno, i formaggi, gli insaccati e i salumi. Carne e pesce secchi, affumicati e conservati. Olive, patatine, frutta secca salata e tostata. I condimenti alternativi come il gomasio, il miso e la salsa di soia. I dadi da brodo.
Nichel e prodotti con grassi vegetali	Spinaci, funghi, kiwi, cacao, pomodori, pere, asparagi, rabarbaro, uva passa, prugne, lenticchie, mais, avena e cipolla. Aringhe, ostriche, cibi in scatola di latta di qualunque genere, bibite in lattina. Frutta secca e semi oleosi (soprattutto se tostati). Margarine e grassi vegetali contenuti in cracker, biscotti, grissini, patatine fritte, pani speciali (come quelli conditi all'olio, le fette da toast, le focacce, i crostini), cioccolato, gelati, caramelle, tutta la pasticceria e la biscotteria industriale (merendine, biscotti, brioches, pasticcini e tutti gli snack), i dadi da brodo (anche quelli solo vegetali), alcune marmellate, il fast food, i cibi fritti.
Salicilati naturali	I salicilati naturali sono naturalmente presenti in quantità elevata in molte preparazioni alimentari e in molti tipi di frutta e verdura. Non sono presenti nei cereali, nella carne, nel pesce, nel latte, nelle uova e nei formaggi. Tra i cibi con il maggiore contenuto di salicilati naturali ricordiamo: uva passa, miele, ribes rosso e ribes nero, lampone, datteri secchi, tè, mandorla, albicocca, arancia, ananas, uva, fragole, ravanelli, zucchine, peperoni, arachidi.

Capitolo 5

Lo svezzamento come modello di guarigione

L'organismo umano è fatto per adattarsi e il sistema immunitario è senza dubbio in prima fila nei processi di tolleranza del mondo esterno. Se è vero che il sistema difensivo svolge un ruolo centrale nei processi di adattamento, è sbagliato pensare che la tolleranza sia innata. Quando un bambino nasce è allergico e intollerante a tutto. Questo vuol dire che se un neonato dovesse ingerire qualcosa diverso dal latte rischierebbe di morire di gastroenterite. Solo con lo svezzamento il lattante impara, un passo alla volta, a tollerare alimenti diversi dal latte. La tolleranza è, a tutti gli effetti, un processo attivo che deve essere costruito con una serie di comportamenti. Spesso il divezzamento comporta qualche piccolo fastidio. È esperienza comune di ogni genitore: l'introduzione di un nuovo cibo si accompagna spesso alla comparsa dei sintomi più disparati. La prima volta che un bambino mangia della mela grattugiata molto probabilmente avrà un po' di mal di pancia, comparirà un eczema transitorio, non dormirà la notte. Questi inconvenienti scompaiono poco alla volta, riducendosi di intensità a ogni nuovo contatto con la mela grattugiata, fino ad attenuarsi del tutto, per poi ripresentarsi con l'introduzione di un nuovo alimento. Lo svezzamento inizia solitamente intorno al sesto mese di vita e prosegue anche per più di un anno. In questo periodo il sistema immunitario impara a riconoscere le diverse sostanze, mettendo in moto meccanismi attivi di tolleranza che progressivamente escludono la comparsa di reazioni.

SIAMO TUTTI ALLERGICI E INTOLLERANTI

È per questo motivo che quasi tutti ci sentiamo dire che abbiamo un'intolleranza o un'allergia: l'abbiamo fin dalla nascita. I sintomi mostrano però che abbiamo perso la regolazione dei meccanismi di controllo attivo del sistema immunitario

sul mondo che ci circonda. Sebbene il sistema immunitario di un bambino sia decisamente più plastico rispetto a quello di un adulto, le modalità tipiche delle svezzamento infantile che permettono la conquista della tolleranza possono essere utilizzate a qualunque età, per rieducare il sistema immunitario ad accettare il mondo esterno. Quando si affrontano allergie alimentari immediate o ritardate è importante seguire una dieta di rotazione (descritta ampiamente nel capitolo 9 a pag. 57) ed evitare di eliminare completamente dalla propria tavola i cibi verso i quali si è maggiormente sensibili. Questo vuol dire che nella stessa settimana ci saranno giorni in cui ci si dovrà astenere da quegli alimenti e giorni in cui si dovrà reintrodurli, magari in piccole o piccolissime quantità, al fine di insegnare al sistema immunitario come tollerarli.
Come già discusso nel capitolo precedente, la sintomatologia allergica compare quando la flogosi cresce fino a superare il livello di soglia. L'eliminazione completa di un alimento verso il quale abbiamo un'ipersensibilità riduce senza dubbio l'infiammazione da cibo. Ma è solo con la sua graduale e attenta reintroduzione che possiamo innalzare il livello di soglia, garantendo un maggior buffer di compensazione.

LA STORIA DI GIULIANA

Giuliana è una donna di 31 anni, ha un bambino di 3 anni e un marito coetaneo. Fa la commessa in un grande magazzino. Fin da bambina ha sempre avuto la pancia delicata: nei periodi di maggiore tensione e stress le capitava spesso di avere dolori intestinali con una forte irregolarità. I periodi di stitichezza si susseguivano a periodi con frequenti episodi di dissenteria, senza che però questi problemi condizionassero troppo la sua quotidianità. Ritornando al lavoro dopo la maternità questi disturbi si erano invece accentuati: le feci erano quasi sempre poco formate con dolori di pancia che spesso la costringevano a letto. Esasperata da questi disturbi, Giuliana si era rivolta a un gastroenterologo, che aveva diagnosticato un'intolleranza al latte e al frumento e impostato una dieta di eliminazione completa di tutti gli alimenti che contenessero latte, latticini e grano. Con la dieta, nonostante le forti privazioni che le imponeva, Giuliana aveva ottenuto subito un buon controllo della sintomatologia. Tutto procedeva bene tranne quando – per forza o per sbaglio – le capitava di assaggiare qualche cibo contenete latte o frumento. In quel caso i sintomi ritornavano rapidamente richiamando con forza Giuliana alla necessità di seguire rigorosamente la dieta prescritta. Per sostituire il frumento, Giuliana aveva ripiegato su cereali come il riso e il mais, almeno fino al momento in cui non si rese conto che probabilmente anche questi due cereali cominciavano a darle fastidio. Aveva quindi deciso di eliminarli e di orientarsi su cereali meno comuni, come il miglio e l'avena. Ogni volta che si rivolgeva a un medico, questo escludeva dall'alimentazione di Giuliana qualche altro cibo o gruppo alimentare. I sintomi in questo modo si attenuavano, per poi ricomparire nell'arco di qualche mese. Per farla breve, Giuliana aveva progressivamente escluso tutta una serie di cibi convinta che le dessero fastidio, ed è arrivata nel nostro studio con un'alimentazione estremamente ristretta, ripetitiva e, soprattutto, con la percezione di non poter fare nulla per guarire. Come se questo non bastasse, i sintomi intestinali non erano per nulla sotto controllo. Dall'effettuazione di un *RecallerProgram* Giuliana era risultata intollerante al nichel. Ci trovavamo in una situazione decisamente complessa: dal momento che l'alimentazione della nostra paziente era basata su molti alimenti che contengono nichel, come l'avena, i pomodori, i prodotti in scatola, la soia, il cioccolato e i cibi confezionati, togliere anche questo gruppo alimentare significava ridurre ulteriormente le scelte di questa giovane donna. L'obiettivo doveva essere diverso: in primo luogo andava stimolato il recupero della tolleranza nei confronti di tutti gli alimenti eliminati da Giuliana. Così abbiamo deciso di impostare solo due giorni di astinenza dai cibi con un più elevato contenuto di nichel e soprattutto di tentare di reintrodurre, con cautela, tutti gli alimenti esclusi fino al quel momento.

Benché le reintroduzioni siano indispensabili, spesso, come avviene nei lattanti durante lo svezzamento, si accompagnano alla comparsa di qualche fastidio. Per alleviare questi disturbi è quasi sempre utile – prima di tutto – procedere con una reintroduzione molto limitata, da aumentare gradualmente, un poco alla volta. Come nello svezzamento infantile, è importante modulare anche la frequenza di reintroduzione: è preferibile lasciar passare qualche giorno tra una reintroduzione e l'altra, in modo da permettere ai livelli di infiammazione di abbassarsi per evitare un "effetto sommazione".

È del tutto normale che le persone, scoprendo di stare meglio se non assumono certi alimenti, abbiano una tale motivazione da riuscire a seguire senza problemi anche uno schema dietetico particolarmente impegnativo. Accade addirittura che durante il primo periodo di rotazione le persone abbiano una parziale recrudescenza dei sintomi nei giorni di libertà e tendano quindi a non utilizzarli. Invece, è necessario insistere con la reintroduzione: solo così si può procedere con lo svezzamento e col recupero della tolleranza. Vanno piuttosto controllate le quantità e la frequenza, ma spesso è necessario patteggiare un impegno assoluto a rispettare i pasti liberi, quelli cioè in cui vanno reintrodotti gli alimenti non tollerati.

Nel caso specifico, Giuliana aveva forti reazioni mangiando anche solo uno yogurt. Per questo, per iniziare la reintroduzione dei latticini siamo partiti con la punta di un cucchiaino sporcata di yogurt, proprio come se fosse una medicina. Molto gradualmente, e con un occhio attento alla sua sintomatologia, Giuliana ha cominciato ad aumentare la dose. Se incrementando la quantità osservava anche una piccola reazione di fastidio, la volta successiva Giuliana manteneva la stessa quantità, mentre se tutto "filava liscio" l'aumentava di un pochino.

Stesso discorso per quanto riguarda il frumento: la prima reintroduzione di Giuliana è stata ancora più cauta che con i latticini: un unico maccherone di frumento fatto bollire con le patate (la prima volta scartando il maccherone e mangiando

solo le patate). Una volta appurato che non c'erano reazioni, Giuliana ha provato ad assaggiare un piccolo morso del maccherone, poi di più, arrivando nel giro di poche settimane a mangiare 5 maccheroni di frumento senza alcun problema.
Per aiutare Giuliana durante il processo di svezzamento abbiamo affiancato alla terapia dietetica una serie di rimedi che l'aiutassero a riconquistare un rapporto di amicizia col cibo. Minerali come manganese, rame e zinco, alimenti complessi come il colostro e altre sostanze naturali come i betaglucani sostengono il sistema immunitario nel compito di ricreare tolleranza nei confronti di quello che si mangia. Aspetti già descritti nei capitoli precedenti, come un'attenta masticazione, la buona abitudine del "crudo, vivo e colorato" e la varietà dei cereali hanno rappresentato il giusto complemento alla dieta di rotazione settimanale e ai rimedi naturali di supporto.
Se inizialmente questo processo può sembrare lungo e macchinoso, è importante ricordare che un segnale di stimolo verso la tolleranza nei confronti di un singolo antigene si riverbera su tutto il sistema immunitario, che quindi sarà più disponibile a tollerare anche altri alimenti.
Nonostante le prime inevitabili difficoltà, Giuliana è riuscita – nel giro di 3 mesi – a reintrodurre cibo a sufficienza da non doversi più preoccupare di eventuali ingredienti nascosti quando andava al ristorante. Gli episodi di fastidio intestinale si sono progressivamente ridotti e al momento del controllo si presentavano con un'intensità decisamente minore e solo durante i giorni di reinserimento degli alimenti precedentemente eliminati. Il traguardo più importante raggiunto da Giuliana al primo controllo era un deciso aumento della varietà dei cibi che costituivano la sua alimentazione. Una dieta di rotazione per il recupero della tolleranza deve insegnare prima di tutto a scoprire nuovi cibi, quindi a espandere la propria cultura culinaria e la conoscenza sul piano alimentare.

Capitolo 6
La tolleranza come fine

Ogni giorno che passa diventa più evidente come la caratteristica principale del sistema immunologico non sia tanto difendere l'organismo dagli attacchi esterni, quanto piuttosto impedire reazioni inutili, costose e pericolose, ovvero conquistare una tolleranza attiva nei confronti delle sostanze esterne, imparando a riconoscere cosa è utile e cosa è dannoso per l'organismo. La creazione della tolleranza immunologica consente a ogni essere vivente di entrare in contatto con sostanze estranee (alimentari o respiratorie che siano) senza subire danni. Rieducare l'organismo in questa direzione, recuperare le allergie e favorire la ricostruzione del rapporto di amicizia con ciò che mangiamo è il vero compito di chiunque si occupi di allergie, di ipersensibilità alimentari e di infiammazione da cibo. Per farlo è indispensabile allargare lo sguardo e dare il giusto peso, oltre che ai fattori alimentari, anche a quelli psichici, tossicologici e allergologici, nonché alla concomitanza di altri disturbi o malattie.

IL CARICO ALIMENTARE

Vediamo alcuni esempi. Un bellissimo lavoro scritto da Eric Brandt [1] ha evidenziato che modelli sperimentali su topi non allergici a pollini, muffe e acari, ma intolleranti al cibo, quando mangiavano l'alimento responsabile dell'intolleranza, presentavano poi, per 10-12 giorni, sintomi classici da rinite allergica al contatto con quegli stessi pollini, acari e altri allergeni ambientali ai quali non erano allergici in senso classico. Per contro, l'assunzione controllata di un alimento mal tollerato può invece determinare l'attenuazione o la scomparsa della sintomatologia allergica respiratoria, riducendo il carico infiammatorio derivante dal cibo.

IL SISTEMA NERVOSO

Per quanto riguarda invece le interferenze tra sistema nervoso e sistema immunitario, è utile citare i lavori di Cohen, Blalock, Bienenstock e Rita Levi Montalcini, che danno alla psiconeuroimmunologia il valore di una scienza esatta, facendo finalmente uscire il rapporto tra malattie e psiche da quella sorta di considerazione vagamente superficiale in cui finora era spesso tenuto. È palese che, se è possibile modulare una risposta allergica, o comunque immunomediata, attraverso una particolare emozione, come Bienenstock ha dimostrato, questo non avviene solo in determinati momenti, ma in modo costante durante l'intero svolgimento di una reazione infiammatoria; ciò vuol dire che la possibile modulazione neurologica di una reazione immunologica va "sempre" tenuta in considerazione.

L'INQUINAMENTO

Non ha bisogno invece di essere eccessivamente ribadito il fatto che l'inquinamento ambientale può contribuire alla genesi, al mantenimento e all'esacerbazione dei fenomeni infiammatori e allergici. Questo può avvenire sia per interferenza diretta (anidride solforosa come irritante diretto delle mucose respiratorie o intestinali), sia per aumento dei radicali liberi (tossici ambientali), sia per il passaggio nell'organismo di allergeni esterni (particolato dell'aria prodotto dai motori diesel o dal riscaldamento che veicola allergeni verso le mucose respiratorie, favorendone la sensibilizzazione). Non è possibile eliminare da un momento all'altro le cause ambientali di un'infiammazione, ma conoscerle e cercare di mantenerle al di sotto di un valore di soglia è un comportamento umano possibile ed etico, che può contribuire grandemente alla limitazione dei danni infiammatori derivanti dalle alterazioni ambientali.

LA CAPACITÀ DI ADATTAMENTO COME OBIETTIVO CONCRETO

Dalle considerazioni fatte in precedenza si può capire come, agendo su tutti i fattori responsabili dell'allergia, la rieducazione della malattia o la sua guarigione diventino un obiettivo raggiungibile e come questi fattori siano ben lungi dal rappresentare una fantasia evanescente. In molti casi si può almeno tentare di riconquistare il corretto rapporto tra livello di allarme e infiammazione, riportando a livelli accettabili la quota di infiammazione legata all'alimentazione, con buoni risultati sul controllo dei sintomi. Recuperare la tolleranza non è una frase fatta, ma un obiettivo concreto e realizzabile.

Chi utilizza solo la medicina classica tende invece a comunicare ai pazienti che se sono allergici, pur potendo controllare gli effetti della malattia, saranno "malati per tutta la vita", quindi dovranno assumere farmaci con sistematica continuità (cosa che non dispiace mai alle case farmaceutiche). Sappiamo che alcune situazioni di questo tipo esistono, ma rappresentano solo un'esigua minoranza. Per la maggior parte, gli allergici sono persone che possono guarire o modificare

la propria condizione anche attraverso un cambiamento di comportamento: non farlo può essere una scelta, ma non farlo sapere è indubbiamente colpevole. La linea "guida" delle terapie integrate è quella di recuperare la tolleranza immunologica e non può quindi limitarsi alla scelta del "vaccino giusto" o del "cortisone più adatto". Anche questi interventi sono importanti, ma vanno inquadrati in una visione più ampia della capacità di adattamento di ogni singolo organismo.
Una delle condizioni indispensabili all'esistenza di ogni essere vivente è la tolleranza immunitaria. Infatti, fin dalla vita fetale il sistema immunitario impara a non danneggiare le cellule che appartengono all'essere umano in formazione e, in alcuni rari casi, ad accettarne altre che, pur non appartenendo al proprio mondo, non provocano particolari danni. Secondo le recenti intuizioni di Polly Matzinger [2], una delle immunologhe più illuminate oggi esistenti, il sistema immunitario è anche in grado di distinguere tra ciò che fa bene e ciò che può arrecare un danno e di sviluppare tolleranza anche nei confronti di elementi diversi (ad esempio gli alimenti, alcuni batteri, alcune sostanze ambientali) che potrebbero arrecare danno all'organismo. Infatti, anche nell'adulto, continua a essere il garante e il responsabile del mantenimento dell'individualità della persona. Pensiamo ad esempio alle molte difficoltà da superare in caso di un trapianto: già è complicata la scelta del donatore, che deve essere il più possibile simile all'organismo che lo riceve, poi il ricevente viene trattato con farmaci immunosoppressori (cortisone, soprattutto) che impediscono al sistema di difesa di reagire nei confronti del tessuto estraneo, per consentire all'organo trapiantato di espletare la sua funzione. Se quindi il sistema immunitario è una profonda espressione dell'individualità della persona, deve anche imparare a tollerare le sostanze che gli sono necessarie.

UN INDISPENSABILE PROCESSO DI APPRENDIMENTO

Proprio in questa direzione agiscono l'allattamento e lo svezzamento. Nei primi mesi e anni di vita il bambino impara a tollerare i cibi che gli vengono dati. Non è infatti normale (e può causare severi danni) che un lattante mangi un pezzo di pane nei primi giorni di vita, anche se è perfettamente normale trovare il pane sulle nostre tavole. Perché il lattante arrivi a consumare pane senza danni, serve un processo laborioso e delicato che gli esseri umani eseguono efficacemente da migliaia di anni. Se così non fosse, sulla terra non saremmo tanto numerosi. Facciamo un altro esempio per chiarire meglio: a una persona che soffre di diarrea viene naturale somministrare un passato di carote, patate e riso, cioè sostanze con un effetto astringente che di solito funzionano come antidiarroici. Se però dessimo a un neonato lo stesso passato di carote, riso e patate, con tutta probabilità il piccolo andrebbe incontro a una gravissima gastroenterite. Esiste un periodo di tempo, quindi, compreso tra la nascita e la fine dello svezzamento, durante il quale una sostanza estranea come la patata, o il riso, diviene tollerabile per l'organismo, ma l'organismo deve "apprendere" come gestirla; questo

processo di apprendimento è indispensabile per la sopravvivenza dell'essere umano.
La sopravvivenza di ogni organismo dipende quindi anche dalla capacità di adattarsi, mettendo in atto tutti i possibili mezzi e le risorse di cui dispone per garantirsi una condizione di equilibrio. La tolleranza immunologica rappresenta uno dei più importanti strumenti a disposizione dell'organismo per adattarsi all'ambiente circostante, quindi di consentire il suo corretto funzionamento.

RICONQUISTARE LA TOLLERANZA

La cosa sorprendente, che ci preme molto sottolineare qui, è che la tolleranza si può riconquistare. Quando un organismo diventa intollerante o allergico (ad esempio agli acari della polvere), può essere aiutato a rieducare il suo sistema immunitario fino a ritrovare un completo adattamento. Studi molto recenti segnalano che ormai questo atteggiamento terapeutico è attuabile anche nei confronti delle allergie gravi di tipo IgE, fenomeno nei confronti del quale – per anni – si è espressa una forte cautela, e si sono proposte solo strategie atte a evitare totalmente l'allergene. Tra questi studi, quelli svolti alla fine del 2008 da alcuni ricercatori italiani [3] hanno permesso di ricreare tolleranza in bambini gravemente allergici al latte attraverso tecniche di rieducazione basate sul potere della bassa dose, che ricalcano comunque le tecniche dello svezzamento infantile. A maggior ragione, in tutti gli altri assai più numerosi casi, in cui l'allergia o l'intolleranza determinano fenomeni da accumulo invece di reazioni acute ed esplosive, è possibile e molto opportuno sottoporsi in modo guidato a questa forma di "nuovo svezzamento".

I VACCINI IPOSENSIBILIZZANTI A BASSA DOSE

La "vaccinazione" iposensibilizzante (cioè "antiallergica") è uno dei supporti terapeutici più utili per agire dall'esterno sul sistema immunitario al fine di indurre tolleranza nei confronti di un allergene (sia di tipo respiratorio che alimentare) che non viene più tollerato. Modulando la quantità di allergene e la via di somministrazione si possono ottenere effetti diversi. Se le alte dosi di allergene creano una sorta di "annegamento e paralisi" del sistema immunitario, le basse dosi determinano invece una diversa regolazione delle cellule che inviano all'organismo il comando "reazione allergica".
Esistono vari tipi di rimedi iposensibilizzanti: a bassa e ad alta dose, orali o iniettivi. Nella nostra pratica clinica utilizziamo di preferenza i vaccini sublinguali a bassa dose. Innanzitutto perché quelli iniettabili sono più difficili da usare e presentano un rischio maggiore di effetti collaterali, locali e sistemici. Inoltre, i vaccini orali hanno una modalità d'azione che per molti aspetti riproduce quella dello svezzamento infantile e dei processi di mantenimento attivo della tolleranza. Tutta la bocca, infatti, è un punto cruciale di passaggio e di controllo

del sistema immunitario. Le tonsille palatine, le adenoidi, le tonsille linguali e, più in generale, i diversi agglomerati linfatici a livello orale formano quello che in anatomia viene definito "anello linfatico di Waldeyer", ovvero un avamposto fondamentale per le difese immunitarie. È molto riduttivo pensare a questa zona solo come a una prima barriera difensiva nei confronti dei microrganismi provenienti dall'esterno: è proprio nella bocca che il sistema immunitario orale svolge una formidabile azione nel mantenimento e nel recupero della tolleranza immunologica. La mucosa sublinguale, estremamente permeabile, permette infatti il passaggio dei diversi allergeni – alimentari, ma non solo – in modo che possano entrare in contatto con i globuli bianchi ed essere riconosciuti.
Per tutti questi motivi il sistema immunitario rappresenta una sorta di "sesto senso" in grado di analizzare e identificare il mondo che circonda il nostro organismo in un'ottica molecolare estremamente specifica. Pur sapendo identificare anche bassissime concentrazioni di antigene, non sempre il sistema produce una risposta infiammatoria. È proprio su questo principio che si basa l'uso dei vaccini iposensibilizzanti a bassa dose. L'antigene viene somministrato a una concentrazione tale da poter essere percepita dai globuli bianchi della mucosa orale, ma insufficiente per innescare la cascata di processi che porterebbe alla manifestazione clinica e sintomatologica. Il sistema immunitario non può che prendere atto della presenza dell'antigene, constatare che, nonostante la sua presenza, l'organismo non sta subendo danni, e mandare in circolo un "segnale tollerogeno" che, ripetuto sistematicamente nel tempo, favorisce il recupero e il mantenimento attivo della tolleranza.
La masticazione, della quale abbiamo parlato ampiamente nel capitolo 2 (pag. 15), ha la funzione aggiuntiva di permettere alle cellule del sistema immunitario di comprendere cosa stiamo mangiando. Masticando correttamente otteniamo una progressiva diluizione del boccone che mette in moto i medesimi meccanismi di tolleranza che ricerchiamo mediante l'uso dei vaccini iposensibilizzanti a bassa dose. Ovviamente senza alcuna spesa, e su tutto lo spettro dei cibi e degli allergeni con i quali entriamo in contatto semplicemente mangiando.
I vaccini ad alta dose operano in modo diametralmente opposto: se in quelli a bassa dose la concentrazione di antigene rimane costante nel tempo, qui la concentrazione viene progressivamente incrementata. In questo modo il sistema immunitario viene esposto a quantità crescenti di antigene, a concentrazione maggiore. Questo innesca un meccanismo automatico di difesa, detto scientificamente "anergia", che praticamente paralizza l'azione del sistema immunitario, riducendo o bloccando ogni tipo di risposta contro l'antigene. Si tratta di una tecnica talora utile nei casi in cui tale risposta rischi di essere tanto distruttiva da causare seri danni a tutto l'organismo (come nel caso di uno shock anafilattico o di una forma allergica grave).

STRUMENTI POTENTI MA NON ONNIPOTENTI

Gli strumenti per aiutare un organismo a riequilibrarsi sono sicuramente molteplici, ma è utile tenere sempre ben presente che, se è vero che molte situazioni dichiarate intrattabili possono essere aiutate attraverso strumenti "dolci" e sensati di terapia, è altrettanto vero che esistono alcune situazioni allergiche di difficilissima gestione, in cui si combinano allergie, intolleranze, fenomeni psichici profondi e resistenze al cambiamento delle abitudini e dei comportamenti. In quel caso l'utilizzo dei farmaci classici diventa obbligatorio e talora, purtroppo, conoscendo i loro limiti, anche questi non riescono a risolvere il problema della guarigione. Insomma, nessuno tra medici e pazienti è onnipotente e riconoscerlo ogni tanto fa bene, ma questo non dovrebbe essere un ostacolo al tentativo di mettere in gioco tutte le risorse possibili che abbiamo a disposizione per arrivare alla guarigione, alla cura della persona malata o anche al solo controllo dei suoi sintomi.

Capitolo 7

Malattie, disturbi e altri problemi correlati con l'alimentazione

Mentre i sintomi delle allergie alimentari immediate sono quasi subito percepibili con un preciso rapporto di causa ed effetto, quelli provocati dall'infiammazione da cibo e dalle ipersensibilità ritardate sono il frutto di uno stimolo immunologico di entità ridotta, ma ripetuto nel tempo; è meno facile quindi identificare un rapporto diretto tra la sostanza che scatena la reazione e la risposta allergica. Per questo il quadro sintomatico delle reazioni ritardate al cibo viene spesso sottovalutato. Eppure si può manifestare in modo molto vario e può interessare qualsiasi sistema o apparato. Nella tabella riportata di seguito è possibile trovare i sintomi e i disordini più frequentemente associati all'infiammazione da cibo (sui quali è possibile trovare altre informazioni approfondite e regolarmente aggiornate nel sito www.eurosalus.com).

APPARATO GASTRO-INTESTINALE	Meteorismo, eruttazioni, diarrea, nausea, gastrite, reflusso gastroesofageo, epigastralgia, colite, sindrome del colon irritabile, dispepsia, sensazione di pesantezza, dolori addominali, malassorbimento, malattie infiammatorie intestinali (come Morbo di Crohn o rettocolite ulcerosa), appetito ridotto o aumentato, crampi.
SISTEMA RESPIRATORIO	Riniti, sinusiti, bronchiti, asma, tosse, difficoltà di respirazione, tendenza a ripetere forme infettive, faringite o laringite, raucedine, poliposi nasale e sinusale, russamento (roncopatia), ostruzione nasale, olfatto ridotto o aumentato.
CUTE	Eruzioni cutanee, eczema, orticaria, acne, dermatiti, prurito cutaneo, ritenzione idrica e linfedema, lesioni vasculitiche, eritema solare, psoriasi e dermatite atopica.

SISTEMA NERVOSO	Cefalea ed emicrania, astenia, difficoltà di concentrazione, torpore mentale, sonnolenza, vertigini, affaticamento, sbalzi d'umore, sindrome da stanchezza cronica, alcune forme di insonnia, manifestazioni epilettiche con aura; in relazione a studi recenti che coinvolgono la neurochimica cerebrale, anche aspetti nevrotici, tendenza depressiva, ansia, iperattività e altri sintomi classicamente neurologici oggi possono essere aiutati anche da un controllo alimentare.
APPARATO GENITOURINARIO	Cistiti, vaginiti, infezioni, sterilità, dismenorrea, candidosi, cistiti abatteriche (in cui non sembra esserci alcun microbo responsabile), ripetizione frequente di queste patologie, enuresi, mestruazioni abbondanti, dolorose o irregolari, endometriosi, supporto alla fecondazione assistita, controllo di alcune delle condizioni patologiche della gravidanza.
SISTEMA MUSCOLARE E ARTICOLARE	Artrite reumatoide, mialgie, crampi, tendenza agli strappi, dolori articolari, artriti in genere, comprese quelle reattive e psoriasiche, spasmi, tremore, rigidità muscolare.
METABOLISMO, DIABETE E OBESITÀ	È stata osservata l'esistenza di una forte relazione tra infiammazione da cibo e sovrappeso. Controllando l'assunzione degli alimenti non tollerati si può ottenere una riduzione dei radicali liberi e un miglioramento della sensibilità insulinica, con effetti a cascata sul metabolismo.
ALTRO	Edemi, gonfiore delle palpebre, del volto o delle gengive, congiuntiviti, infezioni ricorrenti, afte, difficoltà di deglutizione, ronzio auricolare, perdita di udito, aumentata sensibilità ai suoni, angina, palpitazioni, tachicardia, infiammazioni venose o arteriose, vasculiti, anemia, leucopenia, riduzione delle piastrine. È ormai accertato che l'interferenza sul sistema immunitario può contribuire alla genesi di molte malattie autoimmuni o reumatologiche, quali artrite reumatoide, crioglobulinemia, LES e alcuni casi di diabete e sindrome di Cushing.

La presenza di una reazione avversa a un cibo non determina solo malattie, ma anche condizioni disturbate nel soggetto sano: sovrappeso, stanchezza cronica o performance sportiva non sono necessariamente condizioni patologiche, tuttavia possono registrare sensibili miglioramenti con un controllo dell'ipersensibilità alimentare. In generale, qualsiasi disturbo con una componente flogistica cronica di cui non si riesca a comprendere l'origine dovrebbe orientarci a considerare anche un'ipersensibilità alimentare nascosta. Il fatto che un disturbo possa essere causato (del tutto o in parte) dall'infiammazione da cibo, implica di per sé che, una volta identificati i cibi verso i quali l'individuo mostri un'ipersensibilità, sarà possibile guarirlo (o contribuire a migliorarlo) anche con una semplice dieta.

LA STORIA DI MARCO: RIATTIVARE IL SISTEMA IMMUNITARIO

Marco è un ragazzo di 14 anni, tutto calcio, televisione e amici. Certo riuscirebbe a godersi di più le sue attività senza quella tosse insistente, che a volte non lo lascia dormire. La storia si ripete sempre uguale: arriva l'autunno e basta che prenda un po' di freddo dopo la partita di calcio per trovarsi il giorno dopo a letto con un febbrone da cavallo. Il suo medico prescrive un ciclo di antibiotico, la febbre si abbassa in fretta ma poi comincia la tosse, che dura tutto l'inverno. Una rapida verifica dell'anamnesi alimentare è sufficiente per notare come Marco non mangi mai niente di crudo e vitale. Nella dieta di un ragazzo in crescita è indispensabile un corretto apporto di frutta e verdura, così gli insegniamo ad affidarsi alla pratica del "crudo, vivo e colorato": in pratica – come abbiamo già visto – significa mangiare prima di ogni pasto (colazione compresa) un pezzetto di frutta o di verdura non cotta e non condita. Basta davvero un morso di mela o di carota, una fragola, una ciliegia, uno spicchio di finocchio... Una quantità così esigua da risultare accettabile anche da chi di verdura non ne vuole sapere. L'alimentazione riveste un ruolo centrale in una patologia come la tosse. Molti problemi respiratori sono connessi a doppio filo con le abitudini alimentari individuali. Per questo, come secondo passo, abbiamo indagato il quadro immunologico di Marco con un *Recaller Program* per lo studio delle ipersensibilità alimentari. Dal test è emersa una reattività ai lieviti e al latte, mentre un Prick test aveva già identificato un'allergia agli acari.

Con l'impostazione di soli due giorni settimanali di dieta vera e propria (la terapia non deve essere peggiore del male stesso, a maggior ragione se abbiamo davanti un adolescente) e la somministrazione del vaccino orale iposensibilizzante a bassa dose per gli acari (in questo caso quello preparato da Allergopharma) la tosse di Marco è andata via via migliorando. Per completare il tutto abbiamo richiesto un'integrazione dei minerali più efficaci nella modulazione del sistema immunitario: manganese, zinco, rame, selenio e magnesio, tutti fondamentali in caso di tosse. Ora per Marco la tosse non è più un problema, anche se – come afferma – non era poi male ammalarsi ogni tanto e perdere qualche giorno di scuola.

LA STORIA DI VERONICA: UNA CANDIDOSI RICORRENTE

La storia di Veronica, una paziente di circa 33 anni, è davvero esemplare. Arrivata al nostro Centro quasi per caso, mandata da un'amica che aveva risolto una fastidiosa vaginite, Veronica ci racconta che da circa 4 anni, dopo un trattamento antibiotico protratto per un'infezione intestinale estiva, hanno iniziato a evidenziarsi afte in bocca, perdite vaginali, qualche episodio febbrile, uno stato generale di stanchezza e infine una consistente irritazione vulvare. Il suo ginecologo, correttamente, le ha prescritto farmaci anticandida, dai quali ha tratto giovamento per un breve periodo. Dopo qualche tempo, tuttavia, la candida si è ripresentata, per giunta accompagnata da una diarrea probabilmente indotta dagli stessi farmaci. A quel punto, però, un tampone vaginale escludeva la presenza di candida, ma rivelava quella di uno Streptococco betaemolitico, che il ginecologo si è sentito in dovere di trattare con antibiotici. Alla fine del trattamento contro lo Streptococco è ricomparsa la candida, di nuovo evidenziata dai tamponi vaginali, e il ginecologo è tornato alla carica con una prescrizione di antifungini (generali, per bocca, più ovuli da applicare localmente). Di nuovo, il problema si è risolto per un breve periodo di tempo, per poi ripresentarsi e ripetere il circolo vizioso fino al momento in cui abbiamo incontrato Veronica per la prima volta.

Dopo aver ascoltato la sua storia, le chiediamo di sottoporsi a un *RecallerProgram* per identificare le specifiche reazioni alimentari in base alle quali impostare poi una dieta di rotazione settimanale. La nostra paziente risulta intollerante a latte, lieviti e sale. Oltre alle indicazioni per la dieta di rotazione, le segnaliamo l'opportunità di seguire i principi di DietaGift, per tenere sotto controllo i picchi glicemici: sappiamo infatti che la candida prospera quando ha molto zucchero a disposizione.

Alla dieta affianchiamo la prescrizione di olio essenziale di Melaleuca sia per applicazioni locali – miscelato con olio essenziale di Lavanda e olio di Iperico – da usare in caso di fastidi e bruciori, sia per bocca, per il suo effetto antimicotico e antisettico generale, 2-3 gocce la mattina dopo la prima colazione. Per stimolare il recupero della tolleranza in maniera specifica decidiamo di utilizzare anche un vaccino iposensibilizzante per la candida (in questo caso Candida 6 DH in fiale, preparato da OTI Italia) da utilizzare tutte le mattine diluito in 2-3 dita d'acqua. Utilissima si è rivelata anche l'assunzione di probiotici per ricolonizzare l'intestino.

Dopo un mese di terapia, Veronica aveva perso 3 chili di peso, un effetto collaterale niente affatto spiacevole, ma soprattutto aveva avuto un solo accenno di irritazione vaginale, regredito rapidamente con l'applicazione locale della miscela di oli che le avevamo suggerito. In più, sentendo gradualmente dissolversi le paure e gli impedimenti che l'avevano ostacolata nel vivere una relazione sessuale serena come negli anni passati, aveva ripreso ad avere regolarmente rapporti con suo marito.

LA STORIA DI MARINELLA: SCONFIGGERE L'ARTRITE REUMATOIDE

Marinella ha 48 anni e la storia che ci sottopone comincia bruscamente quasi 10 anni prima del nostro primo incontro con la comparsa di dolori articolari molto forti, il giorno prima di partire per le ferie. I dolori continuano in maniera altalenante per tutto il periodo delle vacanze; al suo ritorno Marinella consulta il suo medico di famiglia in cerca di aiuto. Dopo una serie di esami, visite ortopediche e visite reumatologiche, si arriva alla diagnosi di artrite reumatoide. La terapia è quella standard, a base di immunosoppressori e di corticosteroidi.

L'obiettivo di Marinella, rivolgendosi a noi, è tornare a stare bene e comprendere se cambiare qualcosa nella sua alimentazione possa essere d'aiuto. Dall'effet-

tuazione di un *RecallerProgram* emerge un'ipersensibilità nei confronti dei lieviti. Da un'indagine più approfondita sul modo di mangiare di Marinella risulta evidente lo scarso consumo di proteine: prima colazione con latte e fette biscottate, a pranzo una pasta al pomodoro con contorno di verdure e a cena un secondo con contorno. Decidiamo di impostare uno schema dietetico che prevede alcune giornate di astensione dai lieviti e altre in cui reintrodurli, per stimolare il recupero della tolleranza immunitaria e abbassare i livelli generali di infiammazione. Inoltre chiediamo a Marinella di abbinare in tutti i pasti carboidrati e proteine, già a partire dalla prima colazione: chi soffre di patologie simili all'artrite reumatoide ha bisogno di un apporto di proteine più elevato della norma. Inoltre, la distribuzione degli alimenti proteici nell'arco della giornata (quindi in tutti i pasti) è fondamentale per garantirne il corretto utilizzo da parte dell'organismo.
Accanto ai consigli sul piano alimentare, suggeriamo a Marinella alcune integrazioni di minerali come manganese, rame, zinco e magnesio (tutti presenti in un prodotto come Oximix 3+ Allergo, di cui abbiamo prescritto 5 ml a prima colazione in abbondante acqua o succo) e di due oli dall'azione fortemente antinfiammatoria come olio di Perilla e olio di Ribes nero (1 perla di entrambi a prima colazione e a cena).
Grazie alla dieta e alle integrazioni i dolori sono progressivamente migliorati. Quando l'abbiamo incontrata per un controllo a distanza di qualche mese, le capitava ancora di avere male a un ginocchio o al polso, ma nel complesso la situazione era nettamente più positiva e Marinella era contenta della sensazione di benessere ed energia che ricavava dal nuovo regime alimentare. A distanza di poco più di un anno dalla prima visita, in accordo con il reumatologo che ancora la segue, Marinella ha smesso di prendere i corticosteroidi e ha cominciato a diminuire il dosaggio degli immunosoppressori. Con la prospettiva allettante di ridurli ulteriormente se la situazione continuerà a migliorare.

Capitolo 8
Perché chi controlla l'infiammazione riequilibra la massa grassa

Negli ultimi anni, la grande diffusione nel pubblico in generale di alcuni sistemi nutrizionali che mettono in relazione infiammazione, metabolismo, insulino-resistenza e allergie alimentari ritardate (come il metodo DietaGIFT ideato da Attilio e Luca Speciani), ha avuto come riscontro un ampio spazio di comunicazione su libri, lavori scientifici e giornali o riviste di divulgazione, oltre che in convegni, congressi e insegnamenti universitari.
DietaGIFT è una dieta di segnale, ovvero una dieta che non conta le calorie ma cerca di inviare all'organismo i segnali giusti affinché il metabolismo possa funzionare correttamente. Uno dei cardini di questo sistema alimentare è proprio il fatto che ogni segnale di pericolo porta il nostro corpo ad accumulare riserve per i momenti di emergenza. Non è questa la sede per parlare specificatamente del modo in cui si possa impostare un'alimentazione di segnale (indicazioni su dove e come reperire informazioni sono disponibili nell'ultima parte del libro), ma la conoscenza delle basi che legano questi aspetti in modo scientifico può certamente rivestire un interesse per il lettore.

I SEGNALI DI PERICOLO

Le ipersensibilità alimentari sono fondamentalmente indicatori della presenza di infiammazione immunologica e vengono quindi identificate dall'organismo come segnali di pericolo. Oggi sappiamo che, se i segnali negativi o di pericolo tendono a far ingrassare, inviando al nostro corpo informazioni rassicuranti si può invece dimagrire. Qualsiasi organismo risponde ai segnali di pericolo attivando un processo, chiamato insulino-resistenza, che facilita l'accumulo di grasso di scorta per poterlo usare nel tempo.
Flogosi e insulino-resistenza sono strettamente legate e si autoalimentano vi-

cendevolmente. Più aumenta l'infiammazione, più aumenta la resistenza insulinica periferica, che a sua volta favorisce l'aumento dell'infiammazione generale dell'organismo, per esempio stimolando il tessuto adiposo a produrre citochine. Infiammazione nell'organismo vuol dire stress ossidativo e aumento della concentrazione di radicali liberi. Più radicali liberi vuol dire membrane cellulari più rigide. Il recettore dell'insulina possiede una forma molto particolare: ha le sembianze di un tronco di cono con l'apice più stretto all'esterno della cellula e la base che sprofonda attraverso la membrana cellulare; maggiore è la rigidità della membrana, maggiori saranno le forze coassiali che spingeranno il recettore insulinico più in profondità nella membrana. Per funzionare correttamente, qualunque recettore deve entrare in contatto con il suo legando: più il recettore dell'insulina sprofonda nella membrana cellulare, minori saranno le probabilità che questo entri in contatto con l'insulina stessa, delineando infine quella situazione chiamata insulino-resistenza.
Riducendo l'infiammazione da cibo si può interrompere questo circolo vizioso e quindi migliorare la sensibilità periferica all'insulina, favorire il dimagrimento e ridurre lo stress ossidativo. Ecco perché lo studio e il controllo della flogosi alimentare e il recupero della tolleranza immunologica rappresentano in molti casi un tassello fondamentale nell'impostazione di una dieta di segnale capace di produrre un reale dimagrimento.

LE RICERCHE DI ZEYDA, SOLT E LAZAR

Quando annulliamo il segnale di pericolo rappresentato dalle ipersensibilità alimentari, il metabolismo può ricominciare a consumare, perché non sente più la necessità di accumulare scorte per sopperire a un futuro incerto. Studi recenti hanno dimostrato scientificamente l'esistenza e il funzionamento di questi segnali. Citiamo quello svolto nel 2007 da Zeyda [1], che ha dimostrato come uno stimolo infiammatorio a bassa intensità (come potrebbe essere l'infiammazione da cibo tipica delle allergie alimentari ritardate) determini l'attivazione dei macrofagi che provocano a loro volta induzione di insulino-resistenza, quindi ingrassamento. Analoghi studi sono stati effettuati anche da Solt nel 2007 [2]. Più recente e importante, in accordo con il fatto che l'infiammazione a bassa intensità favorisce l'ingrassamento, è lo studio del medico e fisiologo americano Mitchell Lazar [3], che ha confermato e precisato come l'ingrassamento sia indotto anche dalla resistina prodotta dai macrofagi, cellule che si attivano in pratica in qualsiasi situazione di infiammazione. Colite, infezioni croniche, granulomi dimenticati, candidosi ripetute e molti altri stati flogistici cronici, vengono spesso lasciati agire indisturbati perché non acutissimi e violenti, rischiando però di diventare la causa di molti dei chili in eccesso. Il controllo dietetico delle sostanze non tollerate e la forte riduzione dell'infiammazione da cibo che ne consegue, può quindi contribuire fortemente all'attivazione del metabolismo e soprattutto a un calo di peso ottenuto riducendo la massa grassa a favore della massa magra.

PERDERE PESO O PERDERE GRASSO?

Più che "perdere peso", infatti, dimagrire vuol dire convertire il grasso in muscolo: per questo la bilancia pesapersone che tutti abbiamo in casa non è lo strumento più adatto per monitorare l'effettivo dimagrimento. Se dovessimo convertire effettivamente un chilo di grasso in un chilo di muscolo, la bilancia di casa non registrerebbe nessuna differenza a livello di peso corporeo. Nella nostra pratica clinica abbiamo continue dimostrazioni di significativi cambiamenti di forma legati alla gestione delle intolleranze abbinata con un sistema alimentare di segnale. E parliamo di forma e non di peso per una scelta precisa. Molte volte perdere peso non è la cosa più importante, anzi, in alcuni casi può essere addirittura il risultato meno desiderabile. Per dimagrire realmente, infatti, dobbiamo perdere massa grassa, ma se una persona incrementa la sua massa muscolare riducendo contemporaneamente la massa grassa, risulterebbe più magra anche pesando di più e anche il suo metabolismo sarebbe nettamente aumentato. Mantenendo invece attivi i segnali di pericolo – quali una dieta ipocalorica, un'ipersensibilità alimentare, l'assenza di una prima colazione – capita invece di trovare persone che pesano meno, ma che in realtà sono più grasse di prima, ovvero con una percentuale più elevata di massa grassa. E questo è l'esatto contrario di ciò che andiamo cercando. L'utilizzo di bilance impedenziometriche o, meglio ancora, di sistemi di misura della composizione corporea – come un impedenziometro – che permettono di misurare, con sufficiente approssimazione, la percentuale di massa grassa e di massa magra, sono strumenti indispensabili per un medico o un biologo che intendano monitorare con precisione il reale dimagrimento dei loro pazienti. Nella quotidianità, chi segue una dieta può monitorare i suoi progressi guardandosi allo specchio e osservando la differenza sugli abiti che porta abitualmente: un paio di jeans o una gonna che prima stringevano e che a un certo punto calzano alla perfezione sono indicatori assai più affidabili della bilancia!

L'ESPERIENZA DI "DONNA MODERNA"

Grazie al settimanale *Donna Moderna*, edito da Mondadori, dove Attilio Speciani cura da anni una rubrica fissa dedicata alla dietologia, molte donne sono riuscite a dimagrire senza danni seguendo i consigli nutrizionali che ruotano intorno alle intolleranze, all'infiammazione da cibo e a DietaGIFT. Alcune delle donne coinvolte hanno perso poco peso in chilogrammi ma molta massa grassa a favore di quella muscolare. Hanno così scoperto il piacere di perdere più di una taglia, guadagnando contemporaneamente in benessere e in forma fisica. Questo non significa che chi ha delle ipersensibilità debba per forza seguire un sistema alimentare di segnale, o che chi deve dimagrire sia obbligato a fare un test per la ricerca di eventuali intolleranze alimentari, però è certamente opportuno sapere quanto possono influire (e interferire) i segnali di pericolo dell'organismo in un processo di dimagrimento. Per questo – come abbiamo visto succedere spesso

su *Donna Moderna* – se una persona si chiede perché non riesce a perdere peso, il suggerimento migliore che possiamo dare è quello di andare a scoprire quali segnali scorretti sta inviando al suo corpo. Tra questi sono molto frequenti le ipersensibilità alimentari che, una volta scoperte e riequilibrate, smettono di interferire con il processo di dimagrimento.
Avere a disposizione uno strumento di diagnosi e di interpretazione semplice come *RecallerProgram*, di cui parleremo con maggior precisione più avanti in questo libro, può consentire a chiunque, sul territorio italiano e non, di ricevere una diagnosi orientata dal nostro Centro sulla base di un'interpretazione personalizzata e coerente con i grandi gruppi alimentari, affiancata da uno schema dietetico individuale, mirato al recupero della tolleranza alimentare in una logica che rispecchia in tutto e per tutto lo svezzamento infantile.

Capitolo 9

Passi pratici per ricostruire l'amicizia col cibo

La nostra esperienza ci ha ormai consentito di identificare e verificare sul campo gli schemi alimentari adatti alla maggior parte delle persone, con rare eccezioni. In alcuni casi occorre personalizzare i tempi e la durata dei periodi di reintroduzione alimentare, ma lo schema di fondo rimane ben definito. Non abbiamo dubbi che si tratti di uno schema adeguato, perché riproduce quello fisiologico, seguito da tutti i bambini del mondo per costruire la tolleranza immunologica durante lo svezzamento, quindi per imparare a sopravvivere consumando i cibi della cultura in cui crescono. La nostra sicurezza si appoggia anche su motivazioni evoluzionistiche: alla nascita, il sistema immunitario è impreparato a confrontarsi con alimenti diversi dal latte materno e ha bisogno di tempo e di impegno per costruire un rapporto di amicizia con il cibo. Tutti nasciamo "allergici e intolleranti a tutto". La costruzione della tolleranza è un processo attivo, attraverso il quale impariamo a utilizzare l'energia del sole che, attraverso gli alimenti che mangiamo, diventa poi la nostra energia. Questo processo, indispensabile per i lattanti, funziona anche per gli adulti. Una reazione infiammatoria da cibo, un'ipersensibilità e perfino un'allergia grave (come vedremo nel capitolo che segue a pag. 65), infatti, possono guarire guidando in questo modo il sistema immunitario verso la costruzione attiva del suo equilibrio.

LA SEQUENZA DIETOLOGICA DI ROTAZIONE

Gli schemi di rotazione alimentare presentati di seguito sono quelli proposti con l'effettuazione di *RecallerProgram* e rappresentano una guida alla reintroduzione controllata di diversi alimenti nell'alimentazione quotidiana. Come chiunque può notare, sono in forte contrasto con le diete che puntano sull'eliminazione di alcuni cibi per periodi più o meno lunghi. Anche i soli "due mesi di pulizia", che

molti terapeuti propongono, sono spesso causa di reazioni indesiderate (vedi capitolo 2 a pag. 11).
"Controllo alimentare a rotazione", o "dieta di rotazione", significa che anche i cibi risultati positivi al test possono (e devono) essere gradualmente reintrodotti nell'alimentazione quotidiana. Nessun cibo è "nemico", o tossico, in assoluto. In compenso, nei giorni di controllo deve essere evitato ogni possibile contatto con le sostanze appartenenti allo stesso grande gruppo alimentare, quindi non solo con il cibo eventualmente indicato (per esempio il latte), ma anche con tutti quegli alimenti che ne contengono, perfino in quantità minime (per esempio molte preparazioni di prosciutto cotto, la maggior parte dei biscotti, alcuni tipi di cioccolato, i dolci e, ovviamente, yogurt e formaggi).
L'alternanza di pasti liberi e di giorni di "pulizia" aiuta gradualmente l'organismo a ricostruirsi una tolleranza nei confronti delle sostanze collegate ai sintomi. Fatta eccezione per le allergie IgE-mediate, la cui gestione merita un'attenzione allergologica specialistica, anche nei casi complessi si prevedono 6-7 pasti liberi alla settimana, durante i quali vanno cioè consumati anche i cibi controllati (nel caso in esempio anche tortellini e tiramisù). La mancata esposizione agli alimenti non tollerati, infatti, può portare in seguito a sviluppare reazioni più gravi in caso di contatto (Pascual e Larramendi).
Uno degli effetti positivi della rotazione rispetto all'eliminazione è il controllo delle reazioni infiammatorie senza la perdita di tolleranza nei confronti dell'alimento.

COME SI SEGUE LA DIETA DI ROTAZIONE

Una dieta di rotazione è uno schema che prevede l'assunzione libera – in una singola giornata o in un singolo pasto – di tutti i cibi desiderati, che deve poi essere seguita da un periodo di astensione di 2-3 giorni. Quando parliamo di "giorno libero" è importante notare che deve essere compreso, almeno all'inizio della fase di pulizia, nella stessa giornata (dalla mattina alla sera) e non nel giro di 24 ore, perché questo favorisce una sorta di autolimitazione. La proposta alimentare di *RecallerProgram* si struttura in tre fasi.
Prima fase. Proviamo a spiegarla con un esempio. Un individuo intollerante al latte può assumere latte, latticini, dolci che ne contengono, formaggi e tutti gli altri alimenti "vietati" il sabato sera, la domenica e il mercoledì, mentre dovrà astenersi dall'assumerne – anche in quantità ridottissime – gli altri giorni della settimana, fino a ottenere un miglioramento clinico. La scelta delle giornate – con libertà alimentare il sabato sera e la domenica, più un altro giorno a metà settimana – consente quasi a tutti di poter continuare a godere delle consuetudini sociali (il cui rispetto appare nell'esperienza clinica un valido aiuto al processo di guarigione) e delle cene in compagnia. Superato questo periodo, che può variare da 2 settimane a 2 mesi, è possibile tornare a consumare con maggiore frequenza l'alimento non tollerato. Ovviamente, le reazioni alla reintroduzione

DIETA DI ROTAZIONE CONSIGLIATA ALL'INIZIO DI *RECALLERPROGRAM®*							
	LUN.	MAR.	MER.	GIO.	VEN.	SAB.	DOM.
colazione	R	R	☺	R	R	R	☺
pranzo	R	R	☺	R	R	R	☺
cena	R	R	☺	R	R	☺	☺
DIETA DI ROTAZIONE SUCCESSIVA *(da applicare dopo 4-6 settimane circa, come suggerito nella documentazione ricevuta)*							
	LUN.	MAR.	MER.	GIO.	VEN.	SAB.	DOM.
colazione	R	R	☺	R	R	☺	☺
pranzo	R	R	☺	R	R	☺	☺
cena	R	☺	☺	R	R	☺	☺
DIETA DI ROTAZIONE MINIMA PER RAGAZZI FINO A 14 ANNI DI ETÀ, O PER ADULTI IN MOMENTI PARTICOLARI QUALI VACANZE E FESTIVITÀ							
	LUN.	MAR.	MER.	GIO.	VEN.	SAB.	DOM.
colazione	☺	R	☺	☺	R	☺	☺
pranzo	☺	R	☺	☺	R	☺	☺
cena	☺	R	☺	☺	R	☺	☺
DIETA DI MANTENIMENTO AD ALLERGIE RECUPERATE							
	LUN.	MAR.	MER.	GIO.	VEN.	SAB.	DOM.
colazione	☺	☺	R	☺	☺	☺	☺
pranzo	☺	☺	R	☺	☺	☺	☺
cena	☺	☺	R	☺	☺	☺	☺
Legenda: ☺ = pasti liberi / R = pasti nei quali applicare la dieta *RecallerProgram®*							

del cibo incriminato vanno tenute sotto controllo, in quanto costituiscono un'indicazione importante per l'eventuale necessità di passare a uno schema più o meno restrittivo.

Seconda e terza fase. Se la risposta clinica è soddisfacente, si può espandere ulteriormente il consumo degli alimenti da controllare e, nel giro di un periodo che in genere va dai 2 ai 6 mesi, si arriverà alla terza fase, praticamente una dieta libera che preveda almeno una giornata settimanale di controllo alimentare (una specie di "venerdì di magro"), per evitare il ricarico sistematico delle sostanze non tollerate.

Se durante le prime due fasi ci fosse un periodo di ferie o di festività in cui sarebbe difficile riuscire a seguire lo schema, *RecallerProgram* ne prevede uno alternativo per gestire la dieta con più libertà, limitando i danni. Va da sé che questo schema "vacanziero" va seguito solo per un breve periodo.

***Nota:** sui siti www.eurosalus.com e www.recallerprogram.com, gli articoli sulle diete di rotazione (e le ricette per seguirle) sono frutto di continui aggiornamenti. Si possono trovare inoltre le schede alimentari necessarie per seguire correttamente la dieta ed eventuali suggerimenti per i prodotti da acquistare o da tenere in casa, per seguire le impostazioni nutrizionali in modo più agevole.*

TECNICHE PIÙ ELABORATE PER ALCUNE ALLERGIE PARTICOLARI

Ogni giorno incontriamo pazienti che, nella loro individualità, seguono percorsi di recupero della tolleranza con forti analogie tra di loro. Qui di seguito descriviamo l'approccio terapeutico che riteniamo più adeguato in tre casi che si presentano con elevata frequenza.

1) Persone allergiche a tutta la frutta o persone che abbiano smesso di mangiarla da lungo tempo.
2) Persone che abbiano eliminato frumento e/o glutine per diagnosi inesatte di celiachia o di intolleranza e che devono reintrodurre il frumento dopo mesi di eliminazione effettiva.
3) Persone che abbiano eliminato il latte e i suoi derivati in base a indicazioni inesatte e che possono reintrodurlo gradualmente nella propria alimentazione.

ALLERGIA ALLA FRUTTA E AI PANALLERGENI

La presenza di panallergeni nella frutta e nella verdura garantisce la tolleranza immunologica anche verso gli altri alimenti (*pan* in greco significa "tutto") e consente un'alimentazione varia e completa. Se una persona manifesta improvvisamente risposte importanti nei confronti di queste sostanze (ad esempio con la sindrome orale allergica), di solito riceve l'indicazione di astenersene completamente. Eppure, da questo disturbo si può guarire proprio con l'aiuto di frutta e verdura. Grazie al loro uso combinato e quotidiano, si riesce a sviluppare tolleranza immunologica verso la maggior parte degli allergeni alimentari e si forniscono all'organismo gli elementi minerali e vitaminici necessari per rafforzarsi. In gran parte, le persone alle quali viene vietata la frutta lamentano orticaria o alcune forme vasculitiche, in seguito alle quali viene diagnosticata un'allergia a certi panallergeni, in particolare l'LTP *(Lipid Transfer Proteins)*, ma anche a profiline, cupine e viciline. Si tratta in effetti delle sostanze che spiegano e giustificano la reattività crociata (o cross-reattività), un fenomeno grazie al quale è possibile che una persona con una reazione allergica a una certa sostanza reagisca in modo simile anche a sostanze diverse per origine e provenienza. Per esempio,

una persona che manifesta una reazione alle lenticchie potrebbe reagire anche ai piselli o alla soia (che appartengono allo stesso grande gruppo alimentare). Oppure, una persona con allergia respiratoria alle graminacee può presentare anche anticorpi nei confronti del grano alimentare (peraltro anch'esso una graminacea), per la presenza di alcune di queste sostanze sia nei pollini respirati sia nel chicco mangiato.
Il fatto più eccezionale e spesso poco considerato è che questa omologia tra vegetali diversi, legata alla presenza di panallergeni, garantisce invece la continuità della specie in un modo che merita la nostra comprensione e il nostro rispetto. Come abbiamo visto nel capitolo 2 a pag. 13, sono proprio i panallergeni a esercitare sul sistema immunitario uno stimolo a sviluppare tolleranza nei confronti di allergeni ubiquitari e un conseguente aumento della capacità di adattamento dell'organismo a tutte le possibili sostanze alimentari. Su questo principio si basa la tecnica di prevenzione dalle allergie (utilissima anche per proteggersi da tutte le minacce per la salute, dalle malattie infettive all'inquinamento) che noi chiamiamo "Crudo, Vivo e Colorato" e che trovate descritta a pag. 12 (capitolo 2). Per questo stesso principio procediamo alla reintroduzione progressiva degli alimenti non tollerati, sulla falsariga dello svezzamento infantile. Le prime assunzioni di questi alimenti possono effettivamente produrre qualche disagio, ma come spieghiamo negli esempi che seguono, si tratta solo di segnali del processo di adattamento dell'organismo.
Per affrontare e guarire un'allergia alla frutta, quindi, il primo provvedimento è quello di abbassare il livello d'infiammazione generale dell'organismo riducendo le altre intolleranze alimentari eventualmente presenti. Queste allergie, nella maggior parte dei casi, si sviluppano progressivamente. Magari iniziano a dare segni di sé già molti mesi prima dell'episodio più rilevante, con piccoli formicolii o pizzicori sulla lingua, oppure con reazioni cutanee minime, che progressivamente diventano più importanti. Sarebbe quello il momento migliore per intervenire, riducendo subito (con una dieta impostata con *RecallerProgram*) l'effetto "goccia che fa traboccare il vaso" e quindi riuscendo a evitare l'eliminazione della frutta (che di solito viene richiesta dopo l'episodio acuto). Intervenendo in anticipo, spesso è possibile continuare a mangiarne, magari riducendo la quantità di lieviti consumata normalmente. Invece, spesso accade il contrario e diverse persone arrivano alla nostra osservazione ancora pesantemente infiammate, ma private della frutta e della verdura, talvolta da tempo.
Una volta impostata una dieta corretta, è opportuno iniziare, come per lo svezzamento, a reintrodurre nella dieta microscopiche quantità, via via crescenti, di vegetali prima cotti al vapore per 15 minuti, poi per 10, poi per 9, poi per 8 e così via, fino ad arrivare molto gradualmente a consumare quasi tutta la frutta e la verdura. Nella grande maggioranza dei casi trattati abbiamo ottenuto il recupero funzionale della tolleranza sfruttando la via fisiologica e naturale che è lo svezzamento con tutti i suoi trucchi.

UN CASO PRATICO: LA STORIA DI GIOVANNA

Citiamo ad esempio il caso di Giovanna, donna di 38 anni, da sempre sofferente di colite (scopriremo poi che dipendeva da un eccesso di latte e di lieviti), che inizia ad avere pizzicori e formicolii sulla lingua e in bocca quando mangia fragole, ananas, arance e mandorle. Dopo un anno in cui questi sintomi diventano sempre più frequenti, arriva in Pronto Soccorso per una reazione allergica molto forte, che viene diagnosticata come allergia alle profiline e al LTP presenti nella frutta; le viene quindi chiesto di smettere di consumare frutta.
Quando si rivolge a noi, insieme alla dieta di rotazione per latte e lieviti indicata dal referto del suo *RecallerProgram*, le chiediamo di iniziare ad avvicinarsi ai vegetali seguendo questo schema.

1) Utilizzare le verdure crude già in uso – che per lei erano solo carote e finocchi – mangiandone un pezzetto di ogni tipo prima dell'inizio di qualsiasi pasto e poi di ampliare via via la scelta delle verdure, inserendo anche dell'insalata, dei pezzetti di sedano, un pezzetto di pomodoro e così via.
2) Dopo 10 giorni, al mix di verdure crude va aggiunto un mix di frutta al vapore, cominciando dalla frutta che non le aveva mai dato fastidio prima (nel suo caso: pera, mela, albicocca, mandarino, mirtilli), da assumere in un modo molto specifico. Dopo averla "cotta" al vapore per almeno 15 minuti, la frutta va passata al frullatore o sminuzzata, poi di questo frullato si assume per bocca una piccola quantità (la punta di un cucchiaino) – proprio come si fa con il lattante quando gli si somministrano i primi brodini vegetali – insieme alla verdura cruda, prima di ogni pasto (prima colazione compresa).
3) Per 10 giorni si aumenta progressivamente la quantità del "frullatino" di frutta fino ad arrivare a mangiarne senza reazioni un intero cucchiaino. Poi si può tranquillamente salire a una quantità maggiore (un cucchiaio) da mantenere per qualche giorno.
4) Solo allora si può iniziare a ridurre i minuti di cottura. In genere chiediamo di procedere per un periodo di 10 giorni con 15 o 20 minuti di cottura al vapore, poi, di settimana in settimana, i minuti scendono a 10, poi a 8, poi a 6, poi a 4, poi a 3, poi a 1, e lì ci si ferma.
5) A quel punto sono passati oltre due mesi e il processo di ricostruzione della tolleranza verso i panallergeni è ben avviato. Si può cominciare allora a integrare la frutta anche con quella che precedentemente dava fastidio, mantenendo l'esclusione di eventuali frutti che abbiano documentato un elevato livello di IgE.

Nel caso di Giovanna, è stato evidenziato un elevato livello di IgE per le fragole, quindi decidiamo di non utilizzarle, mentre inseriamo nel frullato un po' di ananas e di arancia, che per precauzione facciamo prima cuocere a vapore per 15 minuti per 7 giorni, poi per 10 minuti per 7 giorni e poi per 5 minuti per 7 giorni. Alla fine, in pochi giorni arriviamo a 1 minuto di cottura e misceliamo il tutto con il mix ormai quasi crudo della frutta rimanente.
Per due giorni la frutta, ormai di quasi tutti i tipi, viene appena scottata e poi

Giovanna inizia ad assaggiarla cruda, aumentando gradualmente la quantità.
A quel punto, di solito, la tolleranza è raggiunta. Volendo essere molto fiscali, si può andare a valutare l'eventuale presenza di IgE ad alto titolo nei confronti della fragola e della mandorla, poi decidere se reintrodurre o no quel tipo di frutta. Nel caso specifico di Giovanna, già alla prima visita di controllo ci dice di avere mangiato un croccante che conteneva anche mandorle senza avere avuto reazioni di alcun tipo e, mentre stiamo programmando l'eventuale rivalutazione delle IgE per le fragole, ci dice di averne mangiata una miscelata in una macedonia senza accorgersene, poi di averne mangiata qualche altra senza riscontrare problemi.
Dosando comunque le IgE alle fragole, queste risultano al limite della normalità.
Giovanna ha quindi riconquistato la tolleranza non solo nei confronti delle fragole, senza le quali si può vivere benissimo, ma per tutta la frutta, e ha recuperato un ottimo stato di salute e benessere. La colite è solo un lontano ricordo.

ASTENSIONE PROLUNGATA DAL FRUMENTO O DAL GLUTINE

Il processo da seguire in queste situazioni è del tutto simile a quello descritto per la frutta. Nel caso il frumento sia stato eliminato – per le cause più disparate – si tratta, infatti, di reintrodurlo nell'alimentazione con molta gradualità.
Ci teniamo a sottolineare qui che molte persone arrivano alla nostra osservazione convinte di avere eliminato il frumento o il glutine dalla dieta, però mangiano farro e kamut ("brand name" del grano khorasan). Dato che le caratteristiche antigeniche e allergologiche di questi due cereali sono del tutto assimilabili a quelle del frumento, in soggetti di questo tipo la reintroduzione può procedere a un ritmo rapidissimo e spesso non è neppure necessaria.
È ovvio che la reintroduzione non è prevista nel caso del soggetto celiaco "vero", ma per le tante persone diagnosticate un tempo come celiache e probabilmente affette solo da *gluten sensitivity*, invece, la progressione è quella descritta qui.
Per ricostruire la tolleranza si parte dalle indicazioni di *RecallerProgram*. Sia che il frumento sia risultato reattivo o non abbia dato segnali anticorpali in considerazione della lunga astinenza, la reintroduzione va graduata per quantità progressivamente crescenti, seguendo la tabella dei pasti indicata dal primo schema di *RecallerProgram.*
Si parte da una penna o da un maccherone legati con un filo da cucina e bolliti nell'acqua di preparazione del riso (o di qualsiasi altro cereale o legume utilizzato normalmente) e alla fine della cottura la penna si toglie e si butta via. Per due o tre pasti successivi si procede così. Se l'assunzione dell'acqua di bollitura non porta a nessuna reazione, si procede mettendo solo la puntina della penna bollita insieme al riso o al mais cucinati. Poi, pasto dopo pasto, si aumenta la quantità, passando da una puntina a due puntine, fino ad arrivare a metà penna, poi a una penna intera. Nel giro di un paio di settimane si può passare dal "nulla" a mangiare (nei soli 7 pasti indicati dallo schema) un massimo di due penne. Dopo una settimana di stabilità, sempre senza reazioni, si può cominciare ad aumen-

tare il numero di penne (o spaghetti, non cambia) e nel giro di altre due settimane è possibile arrivare a mangiare un piatto di pasta. Già arrivati al mezzo piatto di pasta, si può iniziare – con un po' di attenzione – a testare l'uso del frumento con il consumo di pane, torte o pizza, badando a non superare la quantità indicata. In genere, nel volgere di due mesi la reintroduzione è completata. Vale in questo caso, come per l'allergia alla frutta, la regola che di fronte alla comparsa di una reazione, che è di solito modesta, non si deve sospendere la somministrazione, ma semplicemente saltare l'uso del frumento (o della frutta o del latte) in un pasto, e poi ripartire con l'ultimo schema che precedentemente non aveva dato reazioni.

ASTENSIONE PROLUNGATA DA LATTE E LATTICINI

Con la stessa procedura descritta ora per il frumento, il latte va reintrodotto usando la prima goccia di latte diluita in un sugo o nella pasta, prima di tutto facendola bollire e poi arrivando gradualmente a miscelarla cruda nel cibo. Da 1 goccia, in progressione si sale, pasto dopo pasto, a 2, 3, 4, 5, 10 gocce. Raggiunte le 10 gocce si procede verso un cucchiaino di latte, sostituibile poi da un cucchiaino di yogurt, poi si può crescere, di settimana in settimana, fino a spingersi ad assaggiare un pezzetto di formaggio e così via.
L'equivalente della goccia di latte può essere il granellino di grana grattugiato oppure la goccia di yogurt. Si segue la stessa progressione descritta per il frumento, con la stessa regola di fermarsi di fronte a una possibile reazione, poi ripartire dall'ultimo schema efficace, fermandosi per 10-15 giorni su quel livello prima di tornare ad aumentare progressivamente la quantità delle reintroduzioni.

ALTRI STRUMENTI PREZIOSI

Il recupero della tolleranza immunitaria in situazioni come quelle descritte sopra può essere sostenuto da vari strumenti pratici, quali l'uso di frutta e verdura cruda prima di ogni pasto, l'impiego di minerali di sostegno, l'integrazione con preparazioni che regolano il sistema immunitario (ad esempio la curcuma o l'olio di Perilla) e l'uso di trattamenti tollerogeni come i vaccini iposensibilizzanti a bassa dose. Maggiori dettagli si possono trovare nel capitolo 20 (pag. 103).
I nomi commerciali che più di altri ci accompagnano nell'azione di supporto sono appunto olio di Perilla, olio di Ribes nero e Fitocurcuma, tra i fitoterapici; Stimunox 800 tra gli antiossidanti (prezioso per il significativo contenuto di acido lipoico) e IgComplex tra i riequilibranti intestinali (grazie al contenuto di colostro). Un ruolo di sostegno può essere ottenuto da alcuni ceppi di probiotici, senza dimenticare la potente azione di controllo antigenico esercitata dagli enzimi alimentari (Enzitasi). Quando la digestione non è adeguata, gli antigeni alimentari che dovrebbero essere digeriti, raggiungono l'intestino, dove possono diventare causa di reazione e infiammazione. Soprattutto nel caso di reintroduzione di cibi a lungo evitati, l'uso di enzimi specifici può attenuare o risolvere questo problema.

Capitolo 10
Di allergia e di intolleranza si guarisce

L'esperienza clinica ci ha aiutato a comprendere che allergie e intolleranze sono prima di tutto segnali di squilibrio. Anziché fermarci a considerarle come malattie definite, abbiamo iniziato a studiarle come flussi di segnali lanciati dall'organismo verso l'esterno. Quando abbiamo costruito la metafora della "pentola a pressione", poi, si sono chiarite alla perfezione alcune storie di guarigione che prima apparivano incomprensibili. Nel momento in cui consideriamo la manifestazione allergica come un segnale del surriscaldamento dell'intera struttura, diventano lampanti anche gli strumenti che la natura ha predisposto per guarire, ovvero per sospendere gli avvisi di allarme lanciati all'esterno. L'infiammazione da cibo – ricollegandoci alla teoria evoluzionistica – guarisce attraverso tecniche semplici come lo svezzamento infantile.
Tutto ciò sarebbe pura teoria senza la pubblicazione di lavori scientifici che oggi ci consentono – su basi molto concrete – di ribaltare convinzioni radicate per molti anni. Finalmente possiamo affermare che anche le gravi allergie al latte o alle arachidi (che per troppo tempo hanno causato molti decessi sia in Europa sia negli USA) possono guarire.
La loro guarigione passa per uno svezzamento del tutto simile a quello del lattante, cioè, come abbiamo descritto nel capitolo precedente, attraverso la progressiva introduzione di piccole quantità crescenti di un certo alimento, fino a indurre lo sviluppo di tolleranza.
Riconoscere che il grave allergico alle noccioline americane può tornare a una vita normale, che il grave allergico al latte può tranquillamente riassaporare il gusto di un gelato italiano e che le persone dichiarate allergiche alla frutta possono ricominciare a mangiarne senza paura, significa capire che l'allergologia sta cambiando davvero e che la nostra conoscenza può contribuire a restituire agli allergici e agli intolleranti gli strumenti necessari per riconquistare il proprio

benessere e recuperare la tolleranza. Come? Attraverso l'unico vero percorso di guarigione possibile: la graduale e progressiva reintroduzione degli alimenti.

ALLERGIA GRAVE AL LATTE

Si è sempre pensato che la terapia di una grave forma allergica "IgE mediata" alle proteine del latte vaccino dovesse passare obbligatoriamente per la loro eliminazione. Invece grazie al lavoro effettuato da ricercatori dell'Università di Trieste, pubblicato online alla fine di dicembre 2007 [1], oggi è documentata l'induzione di tolleranza immunologica per il latte bovino in bambini affetti da gravi reazioni allergiche nei confronti di questo alimento, attraverso la sua reintroduzione in piccolissime dosi. I ricercatori, cioè, hanno aiutato i bambini malati a riprendere contatto con il latte o con i suoi derivati in modo progressivo, allenando l'organismo a tollerare la sostanza. In sintesi, bambini con reazioni allergiche gravi, da shock anafilattico per intenderci, riprendendo a poco a poco contatto con il latte, partendo da dosi minime e poi gradualmente crescenti, hanno imparato di nuovo a tollerarlo e quindi a reintrodurlo nella loro alimentazione. La via utilizzata, è utile ricordarlo, è la stessa usata con successo per molte migliaia d'anni, dall'*Homo sapiens* e dai suoi figli.

ALLERGIA ALLE ARACHIDI

Com'è possibile che un problema grave come l'allergia alle arachidi, vera "bestia nera" del mondo statunitense, si risolva brillantemente con un'iposensibilizzazione alla soia? Lo ha testimoniato un lavoro effettuato dal gruppo di Hugh Sampson, che ha ottenuto un notevole successo. È difficile, vista la similitudine da appartenenza allo stesso "grande gruppo alimentare" dei due alimenti, non pensare all'analogia omeopatica secondo la quale "il simile si cura col simile". Lo studio, pubblicato sul numero di ottobre 2004 del *Journal of Allergy and Clinical Immunology* [2], rivista ufficiale dell'American Academy of Allergy Asthma & Immunology, ha illustrato brillantemente come l'allergia alle arachidi possa risolversi mediante l'uso di un vaccino a bassa dose per la soia. Nel modello sperimentale utilizzato dallo studio (effettuato in quel caso su animali), si è potuta constatare un'elevata similitudine nella reattività a questi due alimenti.
Questo lavoro ha gettato le basi per proseguire nella ricerca della tolleranza alle arachidi, un problema molto sentito negli USA, ma anche in Europa, perché in entrambe le zone è diffusa una forte reattività nei confronti di alcuni semi oleosi, così come verso i residui di grassi vegetali idrogenati presenti in molti alimenti. Come illustriamo nel capitolo 20 (pag. 105), sono molti anni che utilizziamo basse dosi di preparazione allergizzante per indurre una progressiva tolleranza nei confronti del cibo. Il principio del vaccino a bassa dose, da somministrare in modo del tutto fisiologico (attraverso la bocca e l'apparato digerente), si sta dimostrando nella nostra pratica sempre più efficace e sicuro.

La graduale reintroduzione del cibo allergizzante, a partire da bassissime concentrazioni che vengono via via aumentate, porta, nella maggior parte dei casi, alla guarigione. La tecnica viene definita iposensibilizzazione a bassa dose, o immunoterapia tollerogena orale.
Lo stesso principio è stato quindi applicato anche alle arachidi. Due lavori pubblicati nel 2009 sul *Journal of Allergy and Clinical Immunology* hanno documentato l'efficacia [3] e la sicurezza dell'iposensibilizzazione a dosi crescenti nei confronti dei "peanuts", appunto una delle allergie più gravi e invalidanti presenti negli USA [4].
In pratica, ai bambini sono stati somministrati 50 milligrammi di un trito di noccioline americane disciolte nel latte o in un succo di frutta o nello yogurt. Gradualmente la dose è stata aumentata, sempre diluita in un mezzo alimentare e sempre per via orale. I bambini trattati per ricreare tolleranza hanno avuto qualche modesta reazione nelle fasi iniziali di trattamento, ma nel complesso hanno sostenuto senza effetti negativi il protocollo di reintroduzione, arrivando ad assumere senza danni dosaggi di noccioline ben più elevati di quelli eventualmente dovuti al contatto o all'ingestione accidentale.
Via via che aumenteranno lavori di questo tipo, si svilupperanno anche sempre più tecniche immediate di rieducazione, in contrasto con la prassi comune che ancora oggi porta a eliminare dalla dieta i cibi verso i quali si manifesta una reattività.

Capitolo 11

Allergie e intolleranze nella vita di tutti i giorni

Tutti abbiamo il diritto di nutrirci con alimenti di qualità e con ingredienti che rispondano ai nostri personali bisogni. Se questo diritto è facile esercitarlo a casa propria, più difficile è applicarlo in situazioni sociali. Per questo sempre più persone stanno chiedendo che questa possibilità sia riconosciuta anche nei luoghi usualmente deputati alla ristorazione, come bar, mense e ristoranti. I temi legati alla reattività alimentare (infiammazione da cibo, intolleranze, allergie), hanno dato inizio a processi di maggiore consapevolezza che – per quanto ancora molti non se ne rendano conto – stanno operando un cambiamento nel mondo alimentare già da oggi.
Diversi ristoratori, qualche gruppo di catering e alcune aziende hanno iniziato a mettere in atto cambiamenti di notevole importanza che consentono agli utenti di presentare senza paura i propri desideri e di vederli realizzati.
Non si tratta solo di avere più pizzerie per celiaci. Deve diventare normale poter chiedere del pane integrale senza sentirsi guardati come alieni. O trovare nel menu almeno qualche piatto che non contenga oli cotti. Soprattutto, vorremmo un personale di servizio in grado di segnalare se esistono alternative praticabili per chi segue una dieta di rotazione.
Nel capitolo 16 (pag. 93) descriveremo l'esperienza svolta dal nostro gruppo con un'importante multinazionale (Electrolux) che – come ha dimostrato un sondaggio interno poi comunicato pubblicamente – ha portato vantaggi notevoli sia per chi ha scelto di sottoporsi a una profilazione individuale e di cambiare in parte la propria alimentazione, sia per l'azienda, che ha potuto offrire e condividere con i propri collaboratori un cammino di acquisizione di benessere ed efficienza.

CONOSCERE GLI INGREDIENTI

Negli ultimi anni abbiamo dato un importante supporto di conoscenza e di metodo a una società inglese (Klappo Ltd.) che si sta occupando di un software molto avanzato che aiuta a rendere conoscibili e trasparenti gli ingredienti presenti in ogni singolo prodotto, alimentare e non. In pratica, Klappo valuta con estrema attenzione la composizione di ogni singolo preparato e descrive, in modo amichevole e comprensibile a tutti, la funzione, le indicazioni e, se ci sono, i possibili rischi di ciascuna sostanza contenuta. Un software, che questa società lancerà sul mercato entro breve tempo, consentirà a chiunque abbia a disposizione uno smartphone, di avere immediatamente in video la composizione di una merendina con i suoi veri ingredienti, il suo esatto contenuto di proteine o di grassi e la loro qualità, quindi di definire se un prodotto è adatto al profilo individuale in relazione a un'eventuale infiammazione da cibo e così via.
Indubbiamente, l'evoluzione verso una conoscenza più estesa e approfondita delle caratteristiche di un alimento sotto vari punti di vista consentirà di disporre in tempo reale di informazioni davvero preziose per il nostro benessere
Oggi è sempre più diffusa la richiesta di trasparenza nella produzione alimentare, e non solo. Sapere cosa contiene ciò che mangiamo – e ciò che ci passa tra le mani – sta perdendo la caratteristica di "desiderio particolare" per acquisire quella di "diritto di tutti". Un diritto che dovrebbe essere garantito senza nemmeno essere richiesto.
Uno strumento come quello proposto da Klappo, o in futuro altri strumenti simili, consentiranno una maggiore precisione nella scelta dei cibi e una concreta aderenza ai propri bisogni a chiunque abbia un'allergia o un'intolleranza alimentare. Capire se un prodotto è ammissibile in quanto Kosher o Halal, oppure se contiene sostanze fermentate o sali di nichel e in quale misura, inizia a essere davvero "a portata di click".

RISVOLTI SOCIALI

Nella pratica di tutti i giorni è sempre più importante riconoscere il diritto inalienabile di mangiare correttamente, che è solo una parte del più generale diritto alla salute.
La conoscenza del proprio profilo alimentare e la consapevolezza delle proprie necessità contribuirà a migliorare nel tempo lo stato di salute del singolo individuo, ma anche a modificare progressivamente consuetudini di produzione e preparazione alimentare a livello sociale. Per questo ci piace pensare che un giorno, andando in un normale ristorante e comunicando che preferiamo mangiare cibi non fermentati, ci sarà proposto un piatto piacevole e saporito che contribuisca al nostro benessere anziché, come spesso accade ora, uno sguardo di commiserazione.

Capitolo 12
Reazioni alimentari al cibo: un fenomeno in crescita

Le manifestazioni dell'infiammazione alimentare, come abbiamo visto, sono un fenomeno sempre più diffuso. Il numero di visite e ricoveri ospedalieri per allergie alimentari, più che raddoppiato tra il 2006 e il 2010 [1], testimonia che non solo è cresciuto il numero delle reazioni, ma è indubbiamente calato il livello di comprensione di questa emergenza. La logica del "cibo nemico" non è riuscita fin qui a risolverla, né mai potrà farlo, perché ciò a cui stiamo assistendo è la crescita di un disagio evoluzionistico espresso dalla diffusione dell'infiammazione da cibo.
Come esempio della necessità di comprendere in modo nuovo il rapporto con l'alimentazione, citiamo un fatto recente. In Texas, nel novembre 2012, ha chiuso la Hostess, azienda produttrice dei famosi Ring Dings e dei Twinkies, dolcetti spazzatura che per anni hanno inondato il mercato americano. In un articolo del *New York Times* sulla "decadenza di un mito" si afferma che il declino della produzione è stato determinato dal crollo progressivo delle vendite che, a sua volta – secondo gli analisti – sarebbe il frutto della diffusione tra gli acquirenti di una maggiore consapevolezza sul diritto alla trasparenza in merito alla composizione dei cibi e ai processi di produzione (con standard evidentemente non più soddisfatti dall'azienda produttrice).
Solo vent'anni fa, un'epoca che in campo immunologico sembra perdersi nella notte dei tempi, in ambito scientifico si pensava che, a fronte di un 30% di popolazione che soffriva di intolleranza alimentare, oltre il 60% poteva essere solo convinto di soffrirne [2]. Allora, leggendo questo articolo, sembrava ovvio trarre la conclusione che molti di coloro che segnalavano reazioni flogistiche da cibo probabilmente si inventassero qualcosa. Le più recenti acquisizioni sull'attività del BAFF, e soprattutto la scoperta della *gluten sensitivity* (vedi capitoli 3, pag. 19, e 19, pag. 101), hanno però dato ragione a quel 30% di persone che soffriva-

no, senza che i loro medici fossero in grado di comprenderne il perché. I medici, privi di quei criteri di valutazione che oggi ci consentono di capire le cause e la natura del problema, lo consideravano come un fenomeno puramente psichico.
Oggi, potendo affermare che la reazione al glutine "non celiaca" riguarda fino al 20% della popolazione, siamo convinti che questi dati possono stimolare una necessaria riflessione sulla percezione del disagio generale correlato all'infiammazione da cibo.

ALTRI DATI

Fino all'85% degli afroamericani e degli afrocaraibici (cioè una vasta parte degli occidentali di colore) vorrebbero consumare una maggiore quantità di prodotti lattiero caseari, ma non possono perché sono consapevoli e convinti di essere intolleranti al lattosio e alle proteine del latte [3]. Questo dato ci fornisce una prima dimensione del fenomeno, soprattutto se pensiamo che gran parte di queste persone consuma spesso prodotti (biscotti, dolci, salse) che contengono comunque latticini, e che quindi possono – in molti casi – mantenere uno stimolo infiammatorio costante.
Il 100% delle persone che soffre di colite pensa che cibo sia il responsabile del loro disturbo intestinale, mentre "solo" il 43% delle persone sane pensa la stessa cosa [4]. Se pensiamo che di fatto, in Europa, il 12% dei pazienti che si rivolgono al medico di medicina generale soffre di una sindrome del colon irritabile (IBS, iniziali di *Irritable Bowel Syndrome*) – e va dal medico proprio per quello – e che dello stesso problema soffre ben il 28% di chi vede un gastroenterologo specialista, comprendiamo immediatamente che si tratta di un numero immenso di persone.
Secondo alcuni ricercatori (ad esempio Genuis), l'aumento globale dell'inquinamento sarebbe una delle cause concomitanti degli stati infiammatori. Quando il sistema immunitario è impegnato a difendersi dalle sostanze tossiche, ha a disposizione meno strumenti per adattarsi al contatto con gli alimenti. La conseguenza è una forte riduzione della tolleranza immunologica verso allergeni alimentari, respiratori e ambientali in genere, e vale la pena di mettere in conto che l'impatto tossicologico sarà sicuramente in crescita nei prossimi anni [5].
In altre parti di questo libro affrontiamo più diffusamente il rapporto tra infiammazione da cibo e problemi quali l'artrite, l'obesità e l'insulinoresistenza. Inoltre, nel capitolo 16 (pag. 91) descriviamo la sorprendente correlazione tra vari disturbi. Nel capitolo 7 (pag. 47), infine, potete trovare una tabella riassuntiva con l'indicazione di molti tra i disturbi più comuni che possiamo facilmente associare alla flogosi alimentare.

I DISTURBI DI SEMPRE, MA UNA NUOVA LETTURA

Ricerche molto recenti hanno confermato come la reazione all'assunzione alimentare possa essere indifferentemente causa o concausa di numerosi disturbi. In molti casi, affrontando la comparsa di malattie rilevanti, come un lupus o un'artrite reumatoide, ci si rende conto che l'organismo aveva lanciato per anni segnali, che sono stati a lungo inascoltati, attraverso sintomi solo apparentemente banali (quali eritema solare, colite...). Il nuovo paradigma che guida la nostra ricerca non mira a identificare nuovi disturbi, ma piuttosto a illustrare come uno stato infiammatorio preesistente possa generarli o sostenerli. Ogni singolo disturbo assume così un valore diverso, quello di un "segnale d'allarme" che consente di agire anche in termini di prevenzione rispetto a condizioni ben più gravi. L'elenco dei disturbi da infiammazione che segnaliamo in questo libro è certamente incompleto. Ma la domanda tipica "Come devo mangiare, dottore?", assume oggi un significato ben più profondo e potente, sia per la prevenzione sia per la terapia.

Colite	Cefalea ed Emicrania
Meteorismo	Cistite ricorrente
Candidosi recidivante	Dermatite da nichel
Reflusso gastroesofageo	Crampi addominali
Riniti	Malattie infettive ricorrenti
Russamento	Prurito
Stanchezza apparentemente immotivata	Gonfiore delle gambe
Dolori articolari	Tendenza al sovrappeso
Afte	Fibromialgia
Malattie infiammatorie intestinali	Artrite reumatoide e reattiva
Diabete e Obesità	Sinusiti micotiche
Vasculiti	*Gluten sensitivity*
Asma	Cheratite
Lupus	Endometriosi
Gestosi	Difficoltà di concentrazione

Parte seconda

Capitolo 13
L'infiammazione ubiqua

Quando usiamo la metafora della pentola a pressione, ci riferiamo a ciò che il mondo scientifico chiama immunoflogosi, cioè un fatto infiammatorio dipendente da una particolare attivazione del sistema immunitario. Nel nostro Centro abbiamo verificato, anno dopo anno e paziente dopo paziente, che una delle forme immunoflogistiche più diffuse è quella connessa con l'infiammazione da cibo, probabilmente dovuta al processo evoluzionistico che garantisce la conoscenza di un alimento e la comprensione dei suoi possibili effetti sull'organismo. Si tratta quindi dell'espressione di un meccanismo protettivo e difensivo messo in atto da qualsiasi essere vivente per consentire un uso corretto dell'energia contenuta negli alimenti. Lo stesso meccanismo che – ormai ci è sempre più chiaro – è possibile utilizzare a fini terapeutici. Addentriamoci in tre storie di cura per vedere più da vicino come funziona.

LA STORIA DI VALENTINA E IL MAL DI TESTA CHE NON VOLEVA PASSARE

La prima volta che incontriamo Valentina ha 35 anni. È una giovane donna, con un marito, una casa e due splendidi bambini. Il suo problema principale è il mal di testa. Ogni mese, subito prima dell'inizio delle mestruazioni e per tutta la durata del ciclo mestruale, Valentina soffre di un forte mal di testa che a volte le impedisce di andare al lavoro. L'inizio del disagio risale a circa tre anni prima, dopo la nascita del suo secondo bambino, ma in realtà Valentina ha sempre sofferto di sindrome premestruale e di mestruazioni dolorose. I normali antidolorifici sono efficaci nel controllare il mal di testa, ma il loro effetto dura poco e Valentina cerca di utilizzarli solo il minimo indispensabile.
Indagando un po' le abitudini dietetiche di Valentina, ci accorgiamo subito che la sua alimentazione è incentrata sul latte e sul frumento. Biscotti nel latte a

prima colazione, un panino di corsa in ufficio con prosciutto cotto e fontina, a cena spesso una pasta con sopra tanto formaggio grana e magari del formaggio fresco. Decidiamo di sottoporre Valentina a un *RecallerProgram*, che identifica un'ipersensibilità a latte, lieviti e frumento. Procediamo quindi impostando uno schema dietetico in cui Valentina reintroduce latte, lieviti e frumento solo un giorno infrasettimanale (di solito il mercoledì), il sabato sera e la domenica. Decidiamo di proseguire con questo schema per almeno 4-6 settimane e, in affiancamento alla dieta, le prescriviamo del magnesio (1 compressa a prima colazione e 1 compressa a cena di Oligo Mag Plus), con l'indicazione di aumentare il dosaggio (2 compresse a cena e una anche a pranzo) nella settimana che precede le mestruazioni e per tutta la loro durata.
Già dalla prima settimana Valentina avverte la differenza. All'inizio ha trovato un po' complesso organizzarsi per far filare tutto liscio. Per non dover preparare cene separate ha dovuto cercare un compromesso in cucina, in modo da armonizzare la sua dieta con le abitudini alimentari di suo marito e dei loro bambini, ma con gli ingredienti giusti e con un po' di fantasia è riuscita in breve a scoprire piatti graditi a tutti, senza frumento, latte e lieviti. Nelle prime 6 settimane Valentina ha perso 4 kg, cominciando a sentirsi più snella e attraente. Anche la stitichezza è migliorata, lasciando spazio a un intestino più regolare. Ultimo, ma non meno importante, il mal di testa è diventato quasi subito meno intenso, presentandosi solo all'arrivo delle mestruazioni e durando al massimo un giorno. Gradualmente ha quindi ridotto le giornate di dieta a 2 per settimana, rendendole semplicemente una buona abitudine.

LA STORIA DI VITTORIA: L'ASMA E L'ALLERGIA AGLI ACARI

Vittoria arriva nel nostro studio accompagnata dai genitori. Ha 10 anni e il suo problema è una fastidiosa asma notturna. Gli esami allergologici eseguiti fino a quel momento avevano dimostrato solo una forte reattività nei confronti degli acari. Nonostante dalla camera di Vittoria siano spariti peluche, libri e tappeti, capita lo stesso di frequente che si svegli la notte in preda a un attacco d'asma. L'utilizzo di cortisonici e beta-agonisti tampona solo temporaneamente il problema e i genitori di Vittoria vorrebbero trovare una soluzione.
Decidiamo di sottoporla a un *RecallerProgram*, che risulta positivo per il latte e i suoi derivati. In effetti, nell'alimentazione di Vittoria il latte va per la maggiore. Considerando la giovane età della paziente, chiediamo a tutta la famiglia due giorni settimanali di esclusione di latte e latticini (ipoteticamente il martedì e il venerdì). Quando ci capita di mettere a dieta un piccolo paziente, automaticamente chiediamo a tutti i componenti della famiglia di seguire lo stesso percorso alimentare, in modo che il bambino possa imparare un nuovo modo di mangiare anche dall'esempio delle persone vicine. Come a tutti i bambini (e spesso anche agli adulti), chiediamo a Vittoria di prendere una sana abitudine, quella che amiamo chiamare "Crudo, vivo e colorato", che significa semplicemente mangiare un

pezzo di frutta o verdura non cotta e non condita prima di ogni pasto. Al percorso alimentare scegliamo di affiancare una terapia iposensibilizzante a bassa dose per gli acari, con un vaccino allergologico sublinguale specifico, prodotto da Allergopharma. Il sistema immunitario dei bambini è estremamente plastico e spesso bastano pochi segnali giusti per rieducare tutto l'organismo alla tolleranza. Nel giro di poco più di 3 mesi, la frequenza e l'intensità degli attacchi d'asma si è ridotta drasticamente. A Vittoria capita ancora raramente di sentire un po' il fiato corto, ma basta uno spruzzo di beta-agonista per risolvere il problema, senza più bisogno di ricorrere sistematicamente al cortisone per via inalatoria.

LA STORIA DI GIUSEPPE: CONTROLLARE L'INFIAMMAZIONE DA CIBO CONTRO I CHILI DI TROPPO

Giuseppe ha compiuto da poco 45 anni. Ha deciso di venire nel nostro studio spronato dal suo medico di famiglia, che gli ha consigliato di mettersi a dieta dopo aver visto gli esami del sangue. A causa del suo lavoro Giuseppe mangia spesso fuori casa, in una continua sequenza di ristoranti, autogrill e panini veloci. Attività fisica, nemmeno a parlarne. Per di più ha già provato mille volte a mettersi a dieta, senza successo: all'inizio si vedono i risultati, ma arrivati a un certo punto il peso smette di calare e Giuseppe, scoraggiato, decide di mollare tutto, riprendendo i chili persi con gli interessi.
Giuseppe è sicuramente in sovrappeso. Quello che ci preoccupa non è tanto il peso in sé e per sé, quando piuttosto il rapporto tra massa grassa e muscolo. Giuseppe ha quasi il 32% di massa grassa. Cerchiamo quindi, prima di tutto, di spiegargli che dimagrire vuol dire perdere massa grassa a favore della massa muscolare. Per ottenere questo risultato, però, vanno rivisti completamente l'alimentazione e lo stile di vita. Indagando un po' tra le diete a cui si è sottoposto, scopriamo subito che per la maggior parte si è trattato di diete ipocaloriche, che oltre al grasso gli facevano perdere una buona parte di muscolo. Così, alla fine di ogni dieta, Giuseppe si è trovato con un metabolismo basale rallentato e con una massa muscolare ridotta. Recuperando i chili presi, il suo organismo preferiva cioè accumulare grasso di scorta per resistere meglio alla prossima "carestia".
La riduzione dell'infiammazione da cibo è particolarmente efficace per stimolare il dimagrimento e mettere il corpo nelle condizioni migliori per convertire massa grassa in muscolo. Impostiamo uno schema dietetico per il recupero della tolleranza immunologica con un programma di rotazione di latte e latticini (verso i quali ha mostrato una reattività), quindi spieghiamo a Giuseppe che il suo organismo ha bisogno dei segnali giusti per attivare il metabolismo e gli illustriamo i cardini di DietaGIFT. Un corretto bilanciamento di carboidrati e proteine in tutti i pasti, per esempio, già a partire dalla prima colazione, che deve diventare il pasto più abbondante della giornata, permette di ridurre i picchi di insulina. La prima colazione abbondante, d'altra parte, mostra all'organismo che non occorre immagazzinare grasso, perché non ci sono carestie in vista. Il movimento poi,

deve diventare parte integrante di ogni singola giornata, perché il metabolismo consumi di più anche nei momenti di riposo. La scelta di cereali non raffinati, infine, aiuta a ridurre l'indice glicemico dei carboidrati.
Accanto alle indicazioni dietetiche, prescriviamo a Giuseppe una miscela di minerali composta da manganese, rame, zinco, magnesio e cromo, oligoelementi utilissimi come attivatori del metabolismo (in questo caso sono sufficienti 5 ml di Oximix 6+ con la prima colazione).
Mese dopo mese, Giuseppe è progressivamente dimagrito. Nonostante in totale abbia perso solo 7 kg, la sua massa grassa si è ridotta di quasi 10 punti percentuali a vantaggio del muscolo. Oltre a veder sparire la pancia, Giuseppe ha riscoperto un'energia che non ricordava più e ha visto attenuarsi, fino a sparire, tutta una serie di disturbi collaterali come il meteorismo, il mal di stomaco e una fastidiosa dermatite seborroica.

LA PENTOLA CHE NESSUNO VUOLE APRIRE

Le tre storie di casi clinici appena descritte, chiariscono bene quale può essere l'effetto di una maggiore consapevolezza dei fenomeni infiammatori e di conseguenza del loro trattamento. Anziché considerare la singola malattia come un problema in sé, cerchiamo sempre di capire quale possa essere il livello di surriscaldamento globale della persona che abbiamo davanti. Proponendole poi un percorso nutrizionale individuale, otteniamo in genere una riduzione di quei livelli di flogosi che sono la vera causa della malattia.
Le ricerche che ci hanno consentito di identificare il BAFF come una delle citochine infiammatorie strettamente correlate con le reazioni non-IgE-mediate hanno trovato – sul piano scientifico – una significativa conferma e ci hanno permesso di guardare più in profondità all'interno della "pentola a pressione". Questo approccio culturale alla malattia, innovativo ed efficace, ci fornisce ogni giorno di più gli strumenti per modulare in modo naturale l'infiammazione che la determina.
Non tutti però vogliono guardare nella pentola a pressione o cercare di spegnere la fiamma che ne provoca il riscaldamento. Per molti è più semplice usare farmaci sintomatici volti a chiudere le valvole di sfogo che si aprono via via. Trattare un dolore da artrite con un analgesico è sempre più semplice e non obbliga né il medico a spiegare troppo, né il paziente a cambiare abitudini. Spesso, in un caso acuto, il farmaco sintomatico può rappresentare un buon aiuto, ma quando il dolore si ripresenta, o si cronicizza, allora la scelta di sopprimere un sintomo segnaletico è drammaticamente inadeguata. Andare in profondità e capire le cause alimentari e comportamentali di quello specifico stato infiammatorio permette di accompagnare il paziente alla guarigione, o almeno di aiutarlo a controllarlo.
Sul piano sociale e su quello della comunicazione medica, questo tipo di scelta – un tempo considerata eterodossa e un po' originale – sta raccogliendo consensi sempre più vasti grazie alla migliore definizione dei meccanismi fisiopatologici

(BAFF, PAF, IgG) che la sostengono. La pentola a pressione, rimasta per anni nell'oblio, sta diventando una metafora efficace e sempre più chiara per chiunque percorra la strada della guarigione.

LA TEORIA EVOLUZIONISTICA DELL'INFIAMMAZIONE DA CIBO: UN MANIFESTO SCIENTIFICO

Si discute molto, oggi, sul significato del termine "allergia". Se un tempo si definiva l'allergia come un "difetto" dell'organismo, molti autori ne parlano ora come di una "difesa", di una forma di responsività di tutto l'organismo e di una manifestazione della sua grande vitalità. L'allergia è un fenomeno al quale tutti siamo soggetti, che resta nei limiti della normalità se controllato in modo attivo, ma che talvolta supera il limite di adattamento dell'organismo. In questi casi è sicuramente il segnale di un'importante perdita di controllo che richiede un'attenzione clinica specifica.
Grazie ai recenti sviluppi nel campo dell'allergologia, l'impostazione terapeutica corretta non consiste più solo nel contrastare l'allergene (a sostanza esterna, polline, cibo o muffa che sia), ma è sempre più orientata a innalzare il livello di soglia della persona allergica, quindi a sostenere la sua capacità di adattamento. Per impostare strategie davvero efficaci, dobbiamo riflettere sui tre grandi aspetti che segnano il cambiamento avvenuto in questi anni, tutti a loro volta in grado di generare numerosi spunti di riflessione.
In primo luogo, per comprendere fino in fondo una malattia allergica, dobbiamo chiederci perché la selezione naturale non abbia favorito, nel corso di migliaia di anni, l'eliminazione di quei geni che promuovono la comparsa dei fenomeni allergici. C'è una differenza fondamentale tra "difetto" e "difesa" e, per spiegarlo, usiamo gli stessi esempi proposti da due tra i più importanti studiosi mondiali di evoluzione applicata alla medicina: gli statunitensi R.M. Nesse e G. Williams, autori del testo *Nothing to sneeze at* (ovvero "Nulla contro cui starnutire").

DIFETTO O DIFESA?

Un aneurisma cerebrale (cioè la dilatazione patologica di una delle arterie che nutrono il cervello) rappresenta sicuramente un difetto, e riuscire a prevenirlo o a eliminarlo con un intervento chirurgico rappresenta un sicuro vantaggio per l'organismo. Un colpo di tosse rappresenta invece un meccanismo di difesa che consente all'organismo, ad esempio, di iniziare a espellere dalle vie aeree il corpuscolo o il moscerino che vi si sono infilati. È ovvio che la sedazione della tosse in questo caso porterebbe a un danno, facilitando la persistenza del moscerino nei polmoni e la comparsa di possibili reazioni infettive o irritative. Mentre la correzione di un difetto è normalmente positiva, l'eliminazione di una difesa può diventare catastrofica per l'organismo.
Affrontando l'allergia dobbiamo quindi capire prima di tutto se questa rappresen-

ta una difesa (o un segnale di difesa), oppure un difetto. La risposta a questa domanda può orientarci a scegliere se usare a cuor leggero un antistaminico o un cortisonico, oppure se è necessario usarli con cautela, solo se necessari, cercando invece di riportare in equilibrio le risposte organiche attraverso l'uso di comportamenti vitali e alimentari diversi.

DANGER THEORY

Altri studi recenti sul ruolo dell'ipersensibilità (realmente di ampio respiro filosofico), confermano per i fenomeni allergici un ruolo "di difesa e di segnale".
La teoria formulata da Polly Matzinger *(The Danger Theory)* è già diventata una certezza scientifica e numerosi ricercatori hanno confermato quanto da lei proposto molti anni prima [1]. Le cellule del sistema immunitario non sono deputate solo a riconoscere sostanze estranee e diverse da noi stessi; la loro funzione principale è quella di creare tolleranza verso le sostanze (pollini, particelle, alimenti) che ci possono fare bene e di reagire invece nei confronti di quelle che ci possono fare male. In questo è coinvolta ovviamente anche la memoria di specie, quella che ci tramandiamo, nascosta da qualche parte dentro al materiale cromosomico personale e di quello dei nostri mitocondri, trasmesso dalla madre per generazioni. Il sistema immunitario, quindi, attraverso la sua reazione, ci consente di distinguere in un certo senso tra il bene e il male, mantenendo in memoria anche certi tipi di esperienze vissute dai nostri progenitori.
La teoria formulata invece dalla biologa americana Margie Profet, vede l'utilità della produzione di IgE come ultimo baluardo difensivo, soprattutto per quanto riguarda le allergie respiratorie, che va ad aggiungersi a tutte le difese in precedenza utilizzate [2]. La produzione e poi l'attivazione di anticorpi specifici come le IgE porterebbero infatti a tossire, lacrimare, starnutire, evacuare; si tratta di fenomeni come la tosse, l'asma, la diarrea, la rinocongiuntivite, che potrebbero rappresentare il tentativo dell'organismo di eliminare possibili intrusi o sostanze tossiche presenti, oppure qualcosa che viene "percepito" con le stesse caratteristiche. Ma la parte innovativa della teoria della Profet evidenzia come la diversità di risposta che esiste tra le persone sarebbe dovuta a una particolare caratterizzazione delle risposte immunitarie (il nome tecnico è "imprinting"), data proprio dal contatto con sostanze potenzialmente allergizzanti.
Secondo la Profet, infatti (a spiegazione anche di molti dei fenomeni di cross-reattività che oggi si stanno scoprendo), i nostri linfociti recepiscono contemporaneamente lo stato interno dell'organismo e le sostanze che possiamo incontrare nel mondo esterno; in realtà, quando fanno questa lettura contemporanea creano una sorta di legame automatico tra una condizione e l'altra (un link). È possibile, ad esempio, che una persona stia soffrendo per una gastroenterite acuta (e l'organismo sia quindi infiammato e intossicato) e, contemporaneamente, sulle sue mucose respiratorie recepisca una sostanza "inerte" come un polline, sulla sua pelle una sostanza che contiene nichel e nell'intestino un particolare cibo

che contiene latte; a quel punto viene creato il legame tra i due eventi: da un lato la situazione di "pericolo" della gastroenterite e, dall'altra, la presenza di una sostanza nel mondo esterno (latte, nichel o polline che sia) che potrebbe essere la causa di quella sofferenza intestinale. Quando in seguito i linfociti incontreranno anche in condizioni di normalità una di quelle sostanze, si ricorderanno dello stato di flogosi alla quale l'avevano legata e metteranno in atto delle risposte difensive di tipo allergico o infiammatorio.
In pratica, il linfocita, la cellula che guida il sistema immunitario ed è costantemente in contatto col sistema nervoso centrale, percepisce uno stato di pericolo (la gastroenterite) e si attiva per capire quali sono le sostanze presenti nell'ambiente che potrebbero giustificare questo pericolo. Se riconosce appunto gli acari o i pollini presenti, che fino a quel momento non erano mai stati legati a eventi clinici di disagio, li identifica come possibili responsabili dello stato di malessere e si predispone ad affrontarli adeguatamente nel momento del successivo incontro. Questo, infatti, succede in una fase successiva al primo incontro con la sostanza esterna (in genere, nel caso del polline stagionale, dopo circa un anno dal primo incontro) e, quando avviene questa reazione successiva nei confronti del polline o dell'allergene animale, il meccanismo di espressione è lo stesso con cui l'organismo avrebbe reagito a una particolare sostanza tossica o a un intruso: cercando di espellerli. Questo spiega in parte l'insorgenza di fenomeni di ipersensibilità in soggetti di età avanzata (un caso che oggi è sempre più frequente) in seguito a fenomeni tossici, a interventi chirurgici o a trattamenti farmacologici di rilievo, fatti riscontrabili sovente nella pratica clinica, ma non ancora sufficientemente spiegati.

LA COMPONENTE EMOTIVA

Gli stessi studi di Rita Levi Montalcini, che ha ottenuto il Nobel per la Medicina nel 1986 per i suoi lavori sul NGF *(Nerve Growth Factor)*, hanno documentato che questa sostanza "allergizzante" viene prodotta nell'organismo anche in risposta a situazioni emotive in cui viene messa in discussione la sopravvivenza delle proprie consuetudini vitali.
Come ha meravigliosamente spiegato durante il Congresso europeo di Allergologia, nel 2001 a Berlino, in una lezione tenuta da sette premi Nobel in contemporanea, l'organismo produce NGF quando passa attraverso situazioni in cui cambiano le proprie priorità vitali. Lei le ha chiamate situazioni di *Danger of Vitality*, citando, ad esempio, lutti, tradimenti, disamori, disillusioni, traslochi, mobbing, gravidanze o, all'opposto, l'assenza di gravidanze o altre situazioni in cui l'organismo, inteso in senso olistico, non si riconosce più. La citochina NGF determina un incredibile aumento della reattività allergologica e la risposta allergica di una persona diventa evidente come quella di una luce di emergenza (rossori, orticaria, chiazze cutanee, dermatiti ecc.) a testimoniare uno stato generale di squilibrio complesso e articolato, al quale occorre prestare attenzione.

Capitolo 14
Un nuovo paradigma

L'allergologia e l'immunologia sono scienze in tumultuosa evoluzione: alcuni dogmi che fino a pochi anni fa erano considerati intoccabili, negli ultimi anni sono stati messi in discussione e da questo dibattito, come abbiamo visto nel capitolo precedente, sono emersi nuovi paradigmi e nuove spiegazioni in merito all'azione e ai ruoli del sistema immunitario. Sempre di più gli studi in questi campi della scienza vanno rivelando una complessità finora non compresa.
Le allergie, per anni considerate un difetto della risposta immunitaria, sono oggi viste e analizzate in un'ottica completamente diversa a partire dalla descrizione di due vie complementari dell'allergia. La via classica prevede la presenza di Immunoglobuline E (IgE) che, legate alla membrana dei mastociti tramite il loro recettore (chiamato FcεRI), riconoscono l'antigene scatenando la risposta allergica. I mastociti liberano istamina e PAF (*Platelet-Activating Factor,* fattore di attivazione piastrinica) e possono essere immaginati come una polveriera pronta a esplodere e a scatenare una reazione allergica. La seconda via, quella scoperta e descritta da Fred Finkelman già nel 2007 [1], cambia le carte in tavola. Invece delle IgE, che per molti anni sono state considerate gli unici anticorpi responsabili delle allergie, Finkelman ha dimostrato, nella risposta allergica, il ruolo di un'altra classe di immunoglobuline, chiamate IgG. Cambiano anche gli "attori" coinvolti: invece dei soli mastociti, nella via alternativa dell'allergia entrano in gioco basofili e macrofagi. L'istamina non è più coinvolta e, come mediatore della risposta allergica, è presente solo il PAF.

LE DUE VIE DELL'ALLERGIA

Le due vie sono generalmente simili come effetti. La differenza sta nel fatto che, per attivare la reazione allergica (anafilassi) IgG mediata, è necessaria una maggiore quantità di anticorpi e di antigeni. In ogni caso, le due vie dell'allergia

interagiscono l'una con l'altra. La presenza di IgG previene l'anafilassi IgE mediata, intercettando l'antigene prima che questo si leghi alle IgE sui mastociti. In questo modo le Immunoglobuline G bloccano le reazioni allergiche indotte da basse concentrazioni di allergene e invece le promuovono, attraverso la via alternativa, quando l'organismo entra in contatto con grandi quantità di antigene. Questo meccanismo spiega il duplice ruolo delle IgG. Ricordiamo infatti che le Immunoglobuline G sono gli anticorpi che aumentano nel momento in cui si inizia a sviluppare la tolleranza nei confronti di un qualsiasi antigene, per controllare e limitare la reazione tipica dell'allergia classica. Per questo è utile tenere sempre presente la loro possibile azione bidirezionale, sia tollerogena, sia reattiva.
Facciamo un esempio: se una persona fosse allergica alle arachidi, il primo segnale di recupero della tolleranza sarebbe la comparsa di IgG. Queste, per piccole dosi di antigene, andrebbero a limitare l'interazione tra gli allergeni delle arachidi e le IgE specifiche, impedendo la reazione allergica grazie al mantenimento dello stimolo al di sotto del livello di soglia. Dopo aver mangiato troppe arachidi, tuttavia, quella stessa persona potrebbe comunque accusare sintomi allergici, determinati dall'attivazione della via alternativa IgG mediata. La conquista definitiva della tolleranza si registra con la riduzione di entrambi i titoli anticorpali, con una diminuzione sia delle IgE sia delle IgG, o con una loro efficace limitazione reciproca.
Test per la diagnosi delle ipersensibilità al cibo e delle allergie alimentari ritardate, come *RecallerProgram*, valutando la concentrazione di IgG specifiche per diversi cibi, offrono una lettura che tiene conto di questo doppio aspetto. Un'elevata concentrazione di IgG indica la maggiore reattività dell'organismo nei confronti di un determinato gruppo alimentare e, contemporaneamente, il tentativo del sistema immunitario di creare un maggiore buffer di compensazione. Per questo una dieta che rispecchi in tutto e per tutto lo svezzamento infantile può stimolare il naturale processo di conquista e mantenimento della tolleranza immunitaria riducendo l'infiammazione da cibo. Ci troviamo di fronte a una scoperta di portata davvero straordinaria che deve far ripensare completamente il modo in cui si sviluppano le allergie e, di conseguenza, il loro trattamento.

Capitolo 15

BAFF e PAF: le basi di un orientamento terapeutico rivoluzionario

Comprendere fino a che punto sia attiva l'infiammazione da cibo presente in un organismo è un punto chiave per aiutare chi ne ha bisogno a riconquistare l'equilibrio immunologico e il benessere. Per riuscirci, e quindi intervenire efficacemente anche nelle successive scelte terapeutiche, è necessario definire in modo realistico il livello di reazione e dosare le citochine infiammatorie che ne sono responsabili o quelle che ne indicano comunque l'attività.

È ovvio che di fronte a segni clinici evidenti d'infiammazione (per fare uno degli infiniti possibili esempi, una persona con colite, malassorbimento e pesanti sintomi artritici è sicuramente molto infiammata) si rende necessario un profilo alimentare che evidenzi il livello di IgG (come *RecallerProgram*), che per la sua importanza clinica e terapeutica ci consente di intervenire immediatamente con le giuste indicazioni nutrizionali.

In molti altri casi, invece, identificare il livello di infiammazione è un vantaggioso supporto aggiuntivo. Una persona con qualche gonfiore addominale, un ottimo stato di salute generale, un profilo alimentare da reazione alle proteine del latte e livelli di BAFF appena superiori al minimo, potrebbe semplicemente avere bisogno di un paio di giorni settimanali di controllo alimentare, probabilmente sufficienti a ridurre la sintomatologia infiammatoria. In questo caso, impostare una dieta molto restrittiva potrebbe solo essere controproducente per la disponibilità emotiva del paziente e francamente inutile ai fini del riequilibrio immunologico.

Il primo esempio descrive invece una situazione in cui è necessario applicare lo schema alimentare più efficace e attivo (vedi schema alimentare a pag. 59).

DATI ANALITICI QUANTITATIVI AL POSTO DI IPOTESI

Le nuove conoscenze che ormai abbiamo a disposizione ci consentono oggi di sfruttare i livelli di BAFF e di PAF per impostare una terapia tanto semplice quanto rivoluzionaria, basandoci su dati analitici quantitativi anziché soltanto su ipotesi. Stiamo cercando cioè di arrivare alla contemporanea definizione del profilo alimentare e dei livelli di infiammazione, misurando BAFF e PAF insieme alla valutazione delle IgG alimentari e respiratorie. L'evoluzione di *RecallerProgram* in Italia e in alcuni paesi esteri dove ha cominciato a diffondersi, sta muovendosi proprio in questa direzione. Nei casi in cui abbiamo potuto già eseguire questo tipo di valutazione in via sperimentale, abbiamo potuto estrapolare diversi dati interessanti. Ad esempio, in un gruppo di un centinaio di persone omogenee per attività lavorativa ed età, abbiamo confrontato i dati di BAFF e di PAF rapportandoli poi al tipo di malattie o disturbi presenti nelle singole anamnesi. Senza un preciso calcolo statistico della correlazione tra patologie e livelli di BAFF e PAF, che renderebbe necessaria la valutazione di questi aspetti su un numero molto più elevato di individui e con caratteristiche di definizione patologica stringenti, può essere comunque utile l'immagine di riferimento emersa dallo studio. Persone con bassi livelli di PAF e BAFF presentavano anamnesticamente qualche evento patologico occasionale e segnalavano disturbi complessivi di modesta entità. Persone con il solo BAFF elevato presentavano fenomeni artritici, anomalie del metabolismo, evidente stanchezza e disturbi digestivi, mentre quelle con solo PAF alto evidenziavano sindromi allergiche, infiammazioni delle mucose, afte e coliti. La presenza di elevate concentrazioni di BAFF e di PAF era invece associata a disturbi più complessi e talvolta più gravi, meritevoli di attenzione, su tutti i settori organici e su tutti gli apparati. L'analisi statistica di questi dati ha evidenziato una stretta correlazione tra PAF e BAFF e testimonia come entrambi possano essere usati in qualità di indicatori di infiammazione e di reazione non-IgE-mediata. Proprio in questi giorni, mentre concludiamo la stesura di questo volume, abbiamo sottoposto questo studio al Comitato scientifico del FAAM 2013 (vedi pag. 109) sperando di presentare il nostro lavoro in occasione di questo Congresso. È importante sapere (come spieghiamo nel capitolo 18, pag. 99) che il microambiente infiammatorio facilita la crescita di forme degenerative e tumorali, l'angioneogenesi e la progressione metastatica, com'è stato illustrato dal gruppo statunitense di Melnikova [1], ma è anche necessario ricordare che i livelli di citochine non sono la malattia, ma solo il segnale di un surriscaldamento sul quale è possibile intervenire preventivamente nel modo più semplice e fisiologico.

TRASFORMARE IL PROBLEMA IN OPPORTUNITÀ

Spesso, per trasformare un problema in un'opportunità, sono sufficienti semplici impostazioni nutrizionali come quelle descritte nelle pagine di questo libro e talvolta l'uso di integratori prescritti correttamente [2]. La recente pubblicazione dei lavori della Thomas Jefferson University di Philadelphia [3] non fa che confermare questa linea di pensiero, correlando la resistenza insulinica e la sindrome metabolica – che abbiamo visto essere dipendenti anche dal livello di infiammazione – al tumore della mammella e alla gravità delle sue recidive. Si tratta solo

di uno dei tanti esempi possibili, ma ci aiuta a comprendere meglio le possibilità che oggi si aprono a chi voglia interpretare i dati scientifici con un nuovo schema mentale e secondo un diverso paradigma.
È ovvio che questa conoscenza consente di esprimere un potenziale terapeutico e preventivo immenso. BAFF e PAF sono indicatori di uno stato infiammatorio segnaletico evoluzionistico che "avvisa" l'organismo perché possa rimettersi "in riga" e ottimizzare le proprie risposte all'ambiente. L'innalzamento di queste due citochine non è un indicatore di malattia. È il semplice avviso di uno stato infiammatorio che va riequilibrato. È il semplice "fischio" della pentola a pressione che invita ad abbassare la fiamma per recuperare la salute.

GLI EFFETTI EXTRA INTESTINALI DELLA PRESENZA DI BAFF

Ci sono tuttavia situazioni in cui si accetta la malattia come se fosse ineluttabile e appartenesse a una particolare condizione. La connessione tra cibo e disturbi oculari, per esempio, non è così immediata da percepire come invece capita per l'irritazione nasale. Una salva di starnuti dopo avere mangiato un piatto piccante, il pomodoro o il cioccolato rientra tra i fatti "già sentiti" e accettati (anche se non sempre ben compresi), mentre avere una congiuntivite cronica perché si mangia in un certo modo appare più difficile da comprendere. Eppure l'infiammazione da cibo spiega perfettamente fenomeni di questo genere. Abbiamo visto e descritto come una reazione flogistica da cibo induca un aumento di BAFF tale da spiegare tutti i fenomeni acuti e cronici che ne possono derivare.
Controllare il BAFF con un programma alimentare ad hoc (ad esempio seguendo le indicazioni di *RecallerProgram*) porta a una riduzione dell'infiammazione e al recupero della tolleranza. Una congiuntivite cronica, una cheratite (che attacca la superficie dell'occhio) o una blefarite (che è invece un'infiammazione del bordo palpebrale) possono essere tutte curate attraverso cambiamenti dietetici rispettosi delle reattività individuali.
Alla fine di giugno 2012 abbiamo presentato a Roma, al 2° International Congress della Refractive Online-Refractive Surgery Society e della SICSSO (Società Italiana Cellule Staminali e Superficie Oculare), un lavoro dal titolo *The eye as a target of food-related inflammation* (L'occhio come bersaglio dell'infiammazione da cibo). La comunicazione è stata richiesta dal professor Paolo Vinciguerra (organizzatore del Congresso) come "lecture" per introdurre un tema spesso trascurato da oculisti e oftalmologi e che invece è estremamente rilevante e si integra perfettamente con qualsiasi trattamento chirurgico o medico specialistico.

INTRATTABILE? NO GRAZIE

La comunicazione è stata ripresa in seguito anche dalla rivista online *Healio Ophtalmology*, che ha descritto il tema dell'infiammazione da cibo e dell'induzione di tolleranza a bassa dose come cardine del lavoro. Il caso clinico della ragaz-

za trattata, presentato esaurientemente al Congresso, è stato esemplare proprio perché al precedente Congresso di "Eucornea 2010", l'anno prima a Venezia, era stato segnalato come caso intrattabile. E questo, per la ragazza in questione, significava una qualità della vita difficilissima. Ogni due ore doveva introdurre gocce terapeutiche negli occhi, doveva indossare occhiali da sole anche per la vita in famiglia, soffriva di un'intensa fotofobia, spesso doveva fare un "patch" dell'occhio, chiudendolo per giorni, e ovviamente aveva difficoltà importanti nella vita di relazione. Curabile quindi, ma con una scarsa qualità di vita.
La ragazza aveva effettuato una serie di test allergologici (RAST) che non avevano evidenziato alcun tipo di reattività per allergeni ambientali e respiratori, ma il suo quadro clinico evidenziava segnali infiammatori di tipo diverso (globuli bianchi sui 9.500, eosinofili al 5,5% e un elevato livello di calprotectina fecale, indice di flogosi intestinale). Inoltre, sia i livelli di BAFF, sia quelli di PAF erano decisamente più elevati della norma.
I cardini del trattamento sono stati:

1) individuazione della sua reattività alimentare attraverso *RecallerProgram* (IgG ELISA test), con evidenza di un precedente contatto alimentare alterato con sostanze fermentate (lieviti) e con cibi contenenti nichel;
2) uso di un'iposensibilizzazione a bassa dose preparata da Allergopharma per gli acari (ai quali non era specificamente allergica, ma che è stata utile per indurre una tolleranza generale);
3) affiancamento di un trattamento con olio di Perilla (3 capsule al giorno da 750 mg), del quale è nota la profonda azione riequilibrante sui segnali di membrana.

L'intero approccio terapeutico ha portato la ragazza a una guarigione completa nel giro di 3 mesi. Parliamo di una trasformazione della qualità di vita e del totale recupero del visus, passato da 2 a 10 decimi.
Il tema, quindi, non solo getta le basi per un uso specifico di un approccio che contempli la flogosi da cibo da parte degli oftalmologi e degli oculisti, ma impone una seria riflessione sulle tante patologie infiammatorie croniche che il mondo medico si ostina a trattare con farmaci sintomatici, senza nemmeno indagare i fattori nutrizionali che spesso ne rappresentano la vera causa. Lo spirito di questo Congresso è l'anima del nostro lavoro: cioè comprendere gli effetti extraintestinali della presenza di BAFF e correlarli con la possibilità di modularne la produzione attraverso segnali nutrizionali.

GRAVIDANZA E ALIMENTAZIONE

Nello stesso spirito si muove certamente un lavoro osservazionale interdisciplinare (GRAAL – Gravidanza e Alimentazione) che abbiamo avviato presso l'Ospedale Buzzi di Milano su un numero significativo di donne gravide, grazie alla lucidità scientifica del professor Enrico Ferrazzi (ordinario di Ostetricia e Ginecologia dell'Università di Milano). Rifiutandoci di considerare ineluttabili certi disturbi della gravidanza, come la stipsi, la stanchezza e l'anemia, e "imprevedibili" altri, come la gestosi tardiva, il parto pretermine o il distacco della placenta, abbiamo sottoposto a uno studio rigoroso la relazione tra il tipo di alimentazione (con particolare riferimento alla resistenza insulinica), la presenza di Immunoglobuline G per gli alimenti come concausa di infiammazione e il livello di BAFF e di PAF indotti dalle consuetudini alimentari. Pur in attesa di risultati definitivi e certi, i primi dati sembrerebbero già orientare verso la possibilità di utilizzare l'approccio dietetico come strumento di prevenzione e di integrazione al trattamento dei disagi più comuni di questo periodo, che in numerosi casi possono invece essere letti come patologie dovute all'infiammazione da cibo (modulabile in modo naturale) nel corso della gravidanza.

Capitolo 16

Anche la testa vuole la sua parte

Come abbiamo visto nel capitolo precedente, sono numerosi i disturbi e le patologie, anche gravi, croniche o ricorrenti, che rispondono meglio alle correzioni dietetiche basate sulla diagnosi delle ipersensibilità individuali che a molte terapie farmacologiche. Inoltre, in molti casi in cui i farmaci smettono di dare risultati, la dieta – riequilibrando l'organismo – li rimette in grado di agire.

CORRELAZIONI SORPRENDENTI

Ormai nella nostra pratica affrontiamo forme di artrite reumatoide, candidosi ricorrenti, infezioni ripetute, la tendenza ad ammalarsi di frequente e quasi tutte le malattie autoimmuni con il supporto di una dieta mirata a controllare l'infiammazione da cibo.
Spesso l'approccio alimentare permette di ottenere buoni risultati anche nella cura di problemi psichiatrici o della sfera emotiva come la depressione, l'insonnia, gli attacchi di panico e i disturbi ansiosi. Sapere di poter ridurre i livelli di flogosi dell'organismo in modo così semplice, consente di intervenire – come ha scritto Bazar su *Medical Hypothesis* fin dal 2006 [1] – sulla patologia tumorale, sulla depressione, sulle malattie cardiovascolari, sulle allergie e sui fenomeni legati all'obesità sia in termini preventivi sia in termini terapeutici.

COS'HA A CHE FARE IL METABOLISMO CON IL SISTEMA COGNITIVO?

Un gruppo di ricercatori californiani del San Mateo Medical Center di Palo Alto, diretti per l'appunto da Bazar, si è spinto fino a proporre la nascita di una nuova sindrome. La sindrome da ipercampionatura ambientale *(Enviromental Oversampling Syndrome)* è effetto di un eccesso di somministrazione alimentare e cognitiva, che determina in un caso l'obesità e nell'altro, invece, l'iperattività e il deficit di attenzione. Con evidenza crescente stiamo assistendo all'associazione tra disturbi metabolici e disturbi della sfera psicoemotiva, un po' come se tra sistema cognitivo e metabolismo esistesse un collegamento biologico fin qui trascurato. Metabolismo e apprendimento rappresentano in un certo senso sistemi paralleli di intelligenza e l'eccesso di stimoli può portare allo sviluppo di disturbi e di disfunzioni parallele. Come descritto dallo stesso ricercatore, il sistema immunitario potrebbe rappresentare a tutti gli effetti una terza forma di intelligenza, a cavallo tra il sistema cognitivo e il metabolismo; potrebbe costituire cioè quel collegamento fondamentale indispensabile per spiegare la stretta correlazione tra patologie che in passato erano considerate molto diverse e sostenute da meccanismi patologici totalmente differenti. La considerazione fatta dai ricercatori californiani è che i meccanismi biochimici e nervosi alla base dei disturbi psichiatrici e metabolici siano in realtà in gran parte sovrapponibili, così che l'infiammazione – e molto probabilmente, dal nostro punto di vista, l'infiammazione da cibo – finisce per rappresentare la chiave comune di interpretazione e di cura.

PANACEA NO, ARMA PREZIOSA SÌ

Tutto questo non vuol dire che il controllo dell'infiammazione da cibo e il cambio di stile di vita capace di inviare all'organismo segnali di benessere siano la panacea per tutti i mali. In moltissimi casi, nella nostra pratica clinica, ci troviamo a interagire con colleghi di specialità diverse per modulare la terapia farmacologica dei pazienti comuni. Ridurre l'infiammazione da cibo vuol dire mettere l'individuo nelle condizioni migliori per funzionare meglio anche con una riduzione dei farmaci. Per un paziente affetto da artrite reumatoide, poter ridurre il dosaggio di corticosteroidi e di immunosoppressori può fare una grande differenza in termini di qualità di vita. Lo stesso vale, come abbiamo visto, per un paziente che soffre di emicrania: ridurre la frequenza e l'intensità degli attacchi e contemporaneamente migliorare la sua risposta alla terapia farmacologica può avere un grande impatto sul suo benessere. Trattamenti farmacologici ben impostati, che prima non davano risultati apprezzabili e duraturi nel tempo, spesso iniziano a dare i loro frutti dopo una dieta corretta. In molti casi, in accordo con gli altri specialisti, riusciamo ad arrivare alla riduzione del dosaggio dei medicinali utilizzati e, non di rado, alla loro sospensione. L'intervento sull'infiammazione da cibo rappresenta quindi un'arma preziosa nella terapia di moltissime patologie, dalle più banali alle più complesse, e una possibilità di guarigione e di miglioramento dell'efficienza psicofisica che può essere sfruttata da ogni terapeuta.

EFFICIENZA MENTALE E COMPORTAMENTO ALIMENTARE

Come abbiamo appena visto, dunque, esiste una forte connessione tra il sistema immunitario e quello cognitivo. L'uno e l'altro s'influenzano a vicenda e la

modulazione dell'infiammazione da cibo gioca un ruolo di grande rilievo in questa interazione.
Gli effetti positivi sulla sfera mentale che è possibile ottenere con la nostra particolare impostazione alimentare ci portano spesso a lavorare con importanti realtà aziendali. Per ogni manager, come per ogni collaboratore, è indispensabile essere focalizzato sulla propria attività, ma spesso la concentrazione cala durante la giornata. Ottenere da tutti un'attenzione e un impegno costanti nel tempo di lavoro, non solo garantisce più efficienza e migliori risultati per tutta l'azienda, ma tende anche a rafforzare il senso di partecipazione comune. Un'esperienza che possiamo citare, poiché l'azienda stessa l'ha resa di pubblico dominio, è la collaborazione tra il nostro gruppo ed Electrolux, la nota multinazionale degli elettrodomestici.

PIÙ EFFICIENZA CON UNA DIETA PERSONALIZZATA

Inizialmente, tutta la rete vendita si è sottoposta a *RecallerProgram* per ottenere una profilazione dei bisogni alimentari individuali e ha poi partecipato ad alcuni nostri stage di formazione nutrizionale. La reattività riscontrata con maggiore frequenza è stata nei confronti dei lieviti e delle sostanze fermentate. Grazie a esperienze precedenti molto precise, sappiamo che il controllo di questi alimenti porta a migliorare nettamente la capacità di concentrazione. Succede spesso, infatti, che le persone più sensibili ai lieviti siano letteralmente "ubriache" di pane e formaggio anche solo dopo uno spuntino apparentemente sano come una fetta di pane integrale con la mozzarella biologica. Con le opportune scelte dietetiche, indicate in seguito all'esecuzione del test, tutti hanno potuto sperimentare la sensazione di essere più attivi e focalizzati, di evitare la tipica stanchezza postprandiale e di ammalarsi meno, con riscontri molto positivi sullo stato di benessere generale. Al punto che dopo la rete vendita abbiamo sottoposto a valutazione anche un buon numero di "colletti bianchi".

NIENTE TORPORE SENZA PICCHI DI INSULINA

Il controllo delle reattività alimentari personali (e in particolare quello della reattività ai lieviti) ha sempre un impatto significativo sul miglioramento della funzione cognitiva. A questo si può aggiungere anche il beneficio derivante dal controllo delle fluttuazioni glicemiche e insuliniche. Quando si mangiano solo carboidrati a veloce assorbimento, la concentrazione di zucchero nel sangue aumenta velocemente e l'organismo libera di conseguenza grandi quantità di insulina per ridurre il tasso di zucchero altrettanto rapidamente. Il problema è che l'insulina funziona talmente bene che abbassa la glicemia ben al di sotto dei valori normali, con una sensazione di intontimento che non andrebbe sottovalutato. Per evitare le ipoglicemie reattive è importante abbinare carboidrati e proteine in tutti i pasti, prima colazione compresa, e cercare di utilizzare il più possibile carboidrati integrali.

Via libera quindi a pasta integrale, cereali integrali, pane integrale, biscotti integrali ecc. (ricordando che il pane e i biscotti sono comunque fermentati). La mattina, una prima colazione con un tazza di latte e cereali, magari accompagnata da un uovo sodo, consente una costanza dell'attenzione che risulta impensabile con cappuccio e brioche. E a pranzo, piuttosto che un panino, molto meglio un piatto di bresaola e rucola servito con una patata al cartoccio.

IL RISPETTO DEI RITMI

Per un'efficienza mentale soddisfacente, tuttavia, sono ugualmente importanti l'attività fisica e il sonno. Il movimento quotidiano dovrebbe diventare una sana abitudine anche per chi vuole rendere meglio sul lavoro. Non è necessario correre tutti i giorni la maratona: bastano anche 30-40 minuti quotidiani di passeggiata a passo svelto, magari in pausa pranzo, per tornare al lavoro più attenti e rilassati. Analogamente, per recuperare energie e freschezza mentale, sarebbe utile dormire almeno 6-7 ore per notte.

Molte persone sottovalutano questi aspetti e nei periodi di maggiore stress saltano la prima colazione, dormono pochissime ore, si abbuffano di pane, focacce e formaggio e smettono sistematicamente di fare attività fisica. Questo vuol dire mettersi i bastoni tra le ruote da soli. Comprendere fino in fondo quanto incidono i nostri comportamenti sulla nostra efficienza ci permette di scegliere – quando ci alziamo la mattina – come e cosa mangiare in relazione a quello che vogliamo, o dobbiamo, fare in giornata. Proprio come ogni mattina, alzandoci, decidiamo cosa indossare a seconda degli impegni che avremo.

Capitolo 17
Dall'artrite all'obesità

C'è stato un tempo in cui si cercavano alimenti dotati di virtù antinfiammatorie, poi anche gli scienziati si sono impegnati a trovare un eventuale analgesico naturale da mettere nel piatto. Infine, una serie di scoperte relativamente recenti, e in tumultuosa espansione, ci ha mostrato che la qualità del cibo, il rapporto tra carboidrati e proteine in ogni singolo pasto e l'effetto sull'insulina di ciò che mangiamo, sono le cause principali di moltissimi casi di artrite reumatoide o psoriasica, come pure di qualsiasi forma di artrite reattiva, sia essa successiva a un'infezione o innescata dall'infiammazione da cibo. Citochine di recente identificazione e adipochine prodotte nel tessuto adiposo sono i nuovi fattori emergenti nel campo delle flogosi; questo significa che scelte alimentari corrette possono portare alla guarigione in modo naturale.
Molte adipochine fanno sentire i loro effetti in tutto l'organismo e non c'è processo infiammatorio nel quale non siano presenti, insieme ad altre citochine. Sono coinvolte nel metabolismo, nella regolazione ormonale, nella fertilità, nelle reazioni flogistiche, nell'artrite e in numerose altre condizioni. Il BAFF *(B Cell Activating Factor)*, citochina stimolata anche dalle reazioni ad alimenti, ha tutte le caratteristiche per spiegare esattamente questo tipo di azioni.

CURARE L'ARTRITE CON IL CIBO È ALLA PORTATA DI TUTTI

Per capire quanto strida in medicina la mancata conoscenza dell'attività di queste sostanze, basta pensare a cosa succede se – in un reparto di Reumatologia – si chiede se un intervento di tipo alimentare possa essere di aiuto ai malati di artrite. Di solito ci si sente rispondere male, o al massimo che è sempre meglio dimagrire un po'. Eppure, nel novembre 2007, è stata pubblicata su *Nature Clinical Practice Rheumatology* una documentatissima ricerca sul ruolo delle adi-

pochine in reumatologia e sulle possibilità terapeutiche di queste scoperte [1]. Questa ricerca è stata addirittura proposta da Medscape (negli USA, un organo deputato anche all'educazione medica) come aggiornamento per i medici di fine anno 2007.
Le più importanti adipochine oggi conosciute sono la Leptina, la Adiponectina, la Resistina e la Visfatina. Tutte derivano da un'alimentazione che attivi o riduca l'insulino-resistenza; per questo, i principi del programma dietetico "di segnale" che utilizziamo con i nostri pazienti sono proprio quelli che si possono applicare terapeuticamente per ridurre e controllare la loro produzione. In pratica, giusto per fare un esempio concreto, questo significa che una prima colazione seria e ben bilanciata può già rappresentare il primo passo di un cammino di guarigione dai fenomeni artritici, nel rispetto della fisiologia e della ricerca scientifica più innovativa. La relazione tra adipochine e BAFF è molto stretta, soprattutto per il fatto che lo stesso BAFF induce resistenza insulinica e attiva la produzione di adipochine [2], tanto che alcuni autori lo considerano a sua volta una adipochina [3].
Per le reazioni artritiche, sono stati documentati di recente altri effetti diretti del BAFF sulle articolazioni, come in un lavoro di Ferraccioli G. [4], nel quale si spiega come il BAFF contribuisca al danno cartilagineo, o in altri lavori nei quali la stessa azione è riferita all'induzione di miopatia [5].
Per giustificare fino in fondo come il controllo alimentare del BAFF possa spiegare il controllo della malattia reumatoide ottenuto con interventi nutrizionali, rimandiamo al lavoro di Bombardieri [6], che documenta come il BAFF attivi la capacità dei fibroblasti sinoviali reumatoidi di indurre flogosi.

ADIPOCHINE, CITOCHINE E OBESITÀ

Nelle pagine precedenti (capitolo 8, pag. 53) abbiamo già descritto come l'infiammazione da cibo scateni un importante segnale di attivazione delle cellule macrofagiche degli adipociti. E torneremo sull'argomento nel capitolo che segue, affrontando il tema delle patologie tumorali. Ma i lavori appena citati in relazione alla resistenza insulinica [2-3] hanno precisato che il BAFF, citochina profondamente legata alla flogosi alimentare, determina direttamente quei fenomeni di insulino-resistenza che creano il ponte tra infiammazione e ingrassamento.
Diventa chiaro a questo punto perché una dieta in grado di controllare i fenomeni di infiammazione da cibo (le cosiddette intolleranze), aiuti a recuperare il proprio peso forma riducendo la massa grassa e aumentando la massa magra. E risulta evidente come mai un organismo intossicato e infiammato tenda ad aumentare di peso, o perché le persone con reazioni immunologiche alimentari spesso aumentino di peso senza comprenderne le cause.
La chiave di tutto sta nell'attivazione dei macrofagi del tessuto adiposo, che pur presentandosi con una struttura che di solito appartiene a cellule antinfiammatorie, producano in realtà, stimolati da diete incongrue o dalla flogosi a bassa

intensità, tutta una serie di molecole proinfiammatorie che inducono ulteriore insulino-resistenza. Creano cioè una condizione simile a quella presente nel diabete e favoriscono l'aumento della massa grassa. Sempre di più appare quindi comprensibile come lo studio individuale delle cause della flogosi da cibo, e l'impostazione di un sistema alimentare mirato a controllare i picchi di insulina, siano gli strumenti più facili e fisiologici per controllare il peso e mantenersi in forma senza dolori.

Capitolo 18

Citochine alimentari e cancro: nuovi dati scientifici

Fin dal 2007, anno in cui partecipammo insieme alla conferenza di Londra sul rapporto tra alimentazione, cancro e attività fisica, il World Cancer Research Fund (WCRF) dichiarava nelle sue comunicazioni pubbliche che nella genesi e nel mantenimento della malattia tumorale sono sempre coinvolte insulino-resistenza e attivazione infiammatoria, con la presenza di specifiche citochine. Noi sappiamo inoltre che il BAFF è il possibile effettore periferico del danno flogistico.
Ridurre il BAFF in eccesso nell'organismo non significa solo controllare l'infiammazione, dunque, ma anche avere a disposizione una chiave di lettura evoluta e moderna dei processi flogistici. L'aggiuntiva conoscenza dei valori di PAF consentirebbe poi di disporre delle basi per una scelta terapeutica ragionata ancora più completa.

PREVENZIONE E TERAPIA ANTITUMORALE

Sulla base di questi dati, riteniamo che la riduzione dell'infiammazione e il miglioramento della sensibilità insulinica debbano diventare un supporto essenziale nella prevenzione e nella terapia antitumorale.
Sia dal WCRF sia dall'American Institute for Cancer Research (AICR), arrivano oggi indicazioni per la prevenzione e per la terapia centrate su attività fisica e alimentazione, cioè esattamente i punti chiave per il controllo e la rieducazione di quelli che ormai abbiamo imparato a interpretare come veri e propri segnali d'allarme dell'organismo.
A questo proposito vogliamo citare qualche lavoro scientifico che spiega e giustifica tali affermazioni.
I lavori di Pollard e di Lin [1-2] segnalano che per l'induzione dell'angiogenesi (lo sviluppo dei nuovi vasi su cui si diffonde il cancro) e per la formazione di meta-

stasi è necessaria la presenza di macrofagi attivati e di cellule infiammatorie ad essi connesse. Si tratta di una conferma piuttosto precisa della correlazione tra sviluppo tumorale, citochine e insulino resistenza.
L'azione continua e persistente di livelli elevati di BAFF è stata riconosciuta come un fattore importante nella genesi di alcune forme tumorali quali il Mieloma multiplo. Lo stesso BAFF potrebbe essere usato come un marker dell'attività della malattia e anche come possibile target terapeutico. Il lavoro di Fragioudaki [3-4], in particolare, segnala come i valori di BAFF fossero più elevati nei pazienti in fase avanzata della patologia e come le sue fluttuazioni fossero corrispondenti a quelle degli altri marker e con la prognosi della malattia stessa.
I dati di BAFF e di PAF che abbiamo a disposizione sono preziosi e ci consentono di gestire meglio la terapia di qualsiasi forma patologica se li consideriamo "segnali" di malattia e non malattia vera e propria. Lo scopo di una reale prevenzione o di una terapia antitumorale, quindi, non deve essere la scoperta del farmaco "anti BAFF", ma molto semplicemente la messa in atto di quei comportamenti, soprattutto alimentari, che ne riducano o annullino la produzione.

Capitolo 19
Celiachia e *gluten sensitivity*

Con il tumultuoso evolversi di scienze come l'immunologia e l'allergologia, molte conoscenze consolidate vengono riviste criticamente alla luce di studi recenti, che oggi aprono nuove possibilità di interpretazione e di terapia. Questo vale sicuramente per una patologia complessa come la celiachia: recenti lavori sulla tolleranza immunologica spingono infatti a considerare questa patologia come un'allergia mista.
In quello che viene comunemente diagnosticato come morbo celiaco, infatti, sono presenti sia una componente dovuta a una reazione allergica immediata, cioè indipendente dalla quantità di sostanza (anche poco glutine può dare fastidio), sia una componente legata all'assunzione ripetuta di glutine per più giorni consecutivi. Questa patologia deve quindi essere considerata come l'espressione di una reazione immunologica che può viaggiare a due velocità diverse. In relazione alla dominanza di una parte o dell'altra si può identificare una ipersensibilità transitoria al glutine, che in alcuni casi si può curare come gli altri fenomeni di ipersensibilità non-IgE-mediata discussi in questo libro. Esiste quindi un'ipersensibilità al glutine che non è necessariamente celiachia.

LA SENSIBILITÀ AL GLUTINE

Due lavori scientifici hanno recentemente studiato e definito con precisione la differenza tra celiachia e sensibilità al glutine. Il primo lavoro, pubblicato da un gruppo di ricerca italiano [1], descrive la diversità tra le due condizioni e segnala il fatto che mentre la celiachia è legata allo sviluppo di autoimmunità collegata all'immunità adattativa, nella *gluten sensitivity* entra in gioco l'immunità innata, in particolare mediante l'attivazione dei *Toll Like Receptors* di tipo 2, deputati a sviluppare una risposta flogistica e che giustificano l'infiammazione a bassa intensità sempre presente in queste condizioni.

Il secondo lavoro, pubblicato sull'*American Journal of Gastroenterology*, conferma l'esistenza di questa doppia entità [2]. Il gruppo australiano identifica il colon irritabile da glutine senza che questa condizione sia espressione di celiachia, nonostante una parziale predisposizione genetica con la presenza di aplotipi come DQ2 o DQ8. Interessante la frase di chiusura degli autori australiani: "Non-celiac gluten intolerance may exist" (l'intolleranza al glutine può esistere, senza essere celiachia).
Questo vuol dire che molto probabilmente alcune biopsie duodenali con una diagnostica secondo Marsh di tipo 1 o 2, definite sui vetrini come compatibili con morbo celiaco, non sono in realtà indicatrici di malattia celiaca ma di una entità patologica modulabile e guaribile. Le indicazioni scientifiche parlano di una prevalenza, per la *gluten sensitivity*, di almeno il 10% nella popolazione generale sana, cioè di una presenza dieci volte maggiore di quella della celiachia (circa l'1% della popolazione). In molti casi, nella nostra esperienza professionale, queste persone sono in grado di recuperare la tolleranza alimentare e di tornare a una dieta più libera, esattamente come avviene per le altre ipersensibilità alimentari.

DIAGNOSI DIFFERENZIALE

La biopsia duodenale rimane il "gold standard" per la diagnosi di questa patologia, ma per un maggior approfondimento diagnostico è utile effettuare – oltre ai test classici di screening per la celiachia, come gli anticorpi anti-endomisio e gli anticorpi anti-transglutaminasi (IgA e IgG) – anche una ricerca degli anticorpi anti-gliadina (IgA e IgG) e un RAST test per il frumento, per il glutine, per le lattoalbumine e per la caseina. Altri esami ematochimici utili sono la concentrazione di emoglobina, la ferritina e la sideremia, cioè alcuni tra gli indici che si alterano più precocemente in caso di dispersione intestinale. Per finire, è fondamentale l'esame completo delle feci, sia quello chimico-fisico per valutare l'eventualità di un malassorbimento, sia la misura della calprotectina fecale per valutare i livelli di infiammazione intestinale. Agli approfondimenti di laboratorio è indispensabile aggiungere un'attenta valutazione clinica: prima di tutto deve essere presente una sintomatologia compatibile con la celiachia, senza dimenticare che la crescita in altezza e peso di un bambino o di un adolescente, così come la regolarità del ciclo mestruale, sono indici importanti nella comprensione e nella caratterizzazione di una condizione piuttosto che dell'altra.
Non tutte le persone attualmente diagnosticate come celiache potranno reintrodurre il glutine e avere un'alimentazione più libera. Ogni singolo caso deve essere valutato attentamente nella sua interezza, ma la comprensione dell'esistenza della *gluten sensitivity* apre sicuramente a molte persone nuove prospettive di guarigione.

Capitolo 20
Supporti terapeutici

Come abbiamo già accennato in altri capitoli, molti problemi allergici possono essere trattati anche con il sostegno di prodotti naturali. Molto spesso prescriviamo un'associazione di farmaci convenzionali e di rimedi naturali, ma altrettanto spesso, come logica conseguenza di una diagnosi "globale" del problema allergico, riteniamo sia sufficiente l'abbinamento tra i medicinali descritti di seguito, l'approccio dietetico studiato ad hoc e il riequilibrio minerale personalizzato. In moltissimi casi, questo sostegno – del tutto naturale – consente di raggiungere un buon controllo della sintomatologia, ma accompagna anche la persona allergica verso il recupero della tolleranza e verso una guarigione più completa. È esperienza quotidiana come l'utilizzo di prodotti naturali riduca le fluttuazioni cliniche della malattia, consentendo alla persona malata una migliore percezione della propria capacità di autoguarigione. Anche se l'uso esclusivo dei rimedi naturali non dovrebbe mai essere perseguito in modo ossessivo, la nostra esperienza ci ha insegnato che, rispettando l'equilibrio della persona malata, non è raro arrivare in modo spontaneo e morbido all'eliminazione – o per lo meno a una forte riduzione – dei farmaci di sintesi.

MINERALI E OLIGOELEMENTI

Alcuni studi importanti indicano soprattutto zinco, rame, manganese, magnesio e litio come i minerali in grado di contrastare la reazione allergica, ovvero di impedire o rallentare lo "scoppio" dei mastociti e la liberazione di istamina. In genere, nella nostra pratica clinica, consigliamo a chi è allergico una miscela di questi minerali composta da sali particolarmente biodisponibili, gli oxiprolinati, che nel prodotto Oximix 3+ Allergo sono miscelati – tra l'altro – con *Ribes nigrum*, un fitoterapico ad azione antiallergica che li bilancia perfettamente. Di solito prescri-

viamo una dose da 5 ml da assumere durante la prima colazione (in abbondante acqua o succo) anche per periodi prolungati. Spesso, però, consigliamo una dose doppia nella fase iniziale del trattamento, all'inizio di una dieta di rotazione o per contenere le reazioni allergiche nei periodi di pollinazione.
In numerosi casi (soprattutto per l'ipersensibilità al nichel), prima di formulare preparazioni di minerali personalizzate sui bisogni nutrizionali del singolo, scegliamo di effettuare un Mineralogramma del capello (un'analisi che consente di determinare i livelli di minerali presenti nell'organismo). Oltre a rilevare eventuali carenze nutrizionali, questo esame permette di individuare la presenza di metalli pesanti (talvolta provenienti dall'amalgama delle otturazioni dentali) e quindi di prendere le decisioni più adatte per la loro bonifica, eliminando un'altra significativa interferenza sul potere di autoregolazione dell'organismo. Nei soggetti allergici, infatti, si rilevano spesso evidenti carenze di alcuni minerali, ma anche valori elevati o "mossi" di mercurio, piombo e alluminio come conseguenza di vecchie otturazioni dentali che nel tempo hanno rilasciato il loro carico tossicologico, contribuendo al malessere della persona interessata. In quel caso il danno da amalgama diventa uno dei fattori ambientali da considerare attentamente nella valutazione globale dello stato allergico.

OLIO DI PERILLA E OLIO DI RIBES NERO

L'olio estratto dai semi di due piante straordinarie come il *Ribes nigrum* e la *Perilla frutescens* può rilevarsi un grande sostegno nella modulazione della flogosi generale dell'organismo e della risposta allergica. L'olio di Perilla è ricco di acido alfa-linolenico (ALA), mentre l'olio di Ribes nero consente un corretto bilanciamento degli acidi grassi omega-3 e omega-6, con un significativo apporto di acido gamma-linolenico (GLA). Questi acidi grassi essenziali entrano in gioco nella modulazione di alcune cascate enzimatiche, come la via della ciclossigenasi, con una riduzione della risposta infiammatoria dell'organismo.
L'utilizzo di questi oli – presi singolarmente o in associazione – può rivelarsi di grande aiuto nel percorso di riconquista della tolleranza. Nella nostra pratica clinica siamo soliti utilizzarli nelle primissime fasi della dieta di rotazione per modulare la risposta del sistema immunitario alla reintroduzione dei cibi ancora non tollerati. Ormai – per la grande efficacia che hanno mostrato nel riequilibrare i fenomeni allergici – accompagnano il recupero della tolleranza di quasi tutti i nostri pazienti. Per le loro proprietà, inoltre, sono una risorsa preziosa nella terapia dei disturbi allergici perenni, come l'ipersensibilità agli acari o alle polveri, o quella ai miceti e alle muffe. In genere ne prescriviamo un dosaggio di 1-2 grammi al giorno per ciascuno (1-2 perle di olio di Perilla da 750 mg e 1-2 perle di olio di Ribes nero da 1.000 mg), da assumere continuativamente nei mesi invernali, quando la concentrazione di questi allergeni nelle case aumenta. Utilizzandoli assiduamente nella nostra pratica clinica, abbiamo scoperto che questi oli non solo compensano bene le reazioni di ipersensibilità, ma grazie alla loro potente

azione antiflogistica rappresentano un'integrazione preziosa anche per tutte le forme di infiammazione cronica sostenute da un'infezione o da un'irritazione. Bronchiti, tracheiti, sinusiti, congiuntiviti e blefariti – indipendentemente dal fatto che abbiano come fattore scatenante un'allergia agli acari, i processi infettivi tipici delle malattie invernali, o l'azione irritativa dell'inquinamento – guariscono più facilmente grazie all'uso dell'olio di Perilla e dell'olio di Ribes nero. Spesso la loro azione antinfiammatoria si dimostra utilissima anche nel trattamento dell'artrite e dei dolori a essa correlati, esplicando anche un effetto analgesico nei processi flogistici articolari e muscolari. In alcuni casi, l'associazione dell'olio di Ribes nero e dell'olio di Perilla può arrivare a sostituire l'olio di pesce, sia nel trattamento dei dolori artritici sia nel controllo dell'ipercolesterolemia e, più in generale, nel riequilibrio del sistema cardiocircolatorio.

VACCINI IPOSENSIBILIZZANTI A BASSA DOSE

L'uso di vaccini a bassa dose, prodotti con concentrazioni ridotte di allergene, svolge una azione tollerogena generale che svolge un'azione tollerogena generale non-antigene specifica (non solo quindi attiva sulle cellule B specifiche, produttrici di anticorpi ben definiti, come ad esempio verso le graminacee), ma soprattutto agendo sulle cellule T Regolatorie (TReg) che coordinano poi la risposta immunologica di tutto l'organismo. In molti casi ci capita ad esempio di usare un vaccino a bassa dose per gli acari e di ottenere in risposta – oltre al miglioramento del respiro – la scomparsa o il controllo dei sintomi dermatologici eventualmente presenti.
Vediamo nella pratica come utilizzare i vaccini iposensibilizzanti sublinguali a basse dose. In primo luogo, a seconda della situazione clinica del paziente e della personale reattività, l'assunzione può essere effettuata quotidianamente o solo alcuni giorni della settimana, direttamente a casa propria. La durata del trattamento varia da pochi mesi l'anno, per esempio nel periodo della pollinazione primaverile, fino a continuativa nel caso di allergeni perenni come egli acari e le muffe.
Per fare qualche esempio, l'iposensibilizzazione al nichel dura in genere 6-12 mesi. Per alcuni alimenti i tempi variano tra 3 e 12 mesi. Per gli allergeni respiratori (per esempio per le graminacee) la terapia è solitamente stagionale (con inizio circa 2 mesi prima della pollinazione e termine alla fine della stessa), ma una buona percentuale di individui sembra rispondere bene anche a un uso ristretto al periodo della pollinazione. In caso di allergeni perenni (quali acari, muffe ecc.), l'assunzione del vaccino può anche essere continuata nel tempo. Tuttavia, in un'elevata percentuale di casi, dopo 12-18 mesi di trattamento si tenta in genere la sospensione della terapia, valutandone gli effetti.
In questo momento stiamo utilizzando i vaccini prodotti da Allergopharma (Allergodrop), in vendita come "medicinali allergologici" codificati, prescrivibili su ricetta medica anche non specialistica per la parte respiratoria legata ai pollini

e agli acari; e i vaccini prodotti da OTI Italia per l'iposensibilizzazione della parte alimentare come nichel, salicilati naturali e lieviti, acquistabili anche senza una prescrizione medica. Allergopharma rappresenta un bell'esempio di sinergia tra evoluzione scientifica e buona volontà di aziende serissime, capaci di precorrere i tempi, tanto da affiancare la produzione dei vaccini ad alta dose con quella di questa innovativa forma terapeutica, mentre OTI Italia ha sempre lavorato con noi, prima con il test DRIA e poi con la produzione di vaccini a bassa dose specifici per gli alimenti.
L'uso dei vaccini iposensibilizzanti si integra perfettamente con il sistema globale di cura descritto in questo libro. Rappresenta infatti una tecnica dolce di terapia, mirata alla rieducazione delle reazioni infiammatorie e non alla loro soppressione.

ENZIMI DIGESTIVI

Come abbiamo già discusso nella prima parte di questo libro, la digestione è un fattore cruciale per la riconquista della tolleranza immunologica. La cause di un possibile malassorbimento sono molte: cattiva masticazione, utilizzo prolungato di farmaci antiacidi o di inibitori della pompa protonica (IPP) e incompleta attivazione degli enzimi possono tutti interferire con i naturali processi digestivi e, di conseguenza, portare alla presenza – a livello intestinale – di residui alimentari come amidi, fibre di carne non digerite e grassi che mantengono caratteristiche antigeniche proprie della pianta o dell'animale dal quale provengono. Per ovviare a tutti questi inconvenienti e per mettere l'apparato digerente nelle condizioni migliori per funzionare, è possibile somministrare una serie di enzimi digestivi che favoriscano e stimolino la completa digestione degli alimenti. Un prodotto che abbiamo trovato utile, per esempio, è Enzitasi, del quale si assume una compressa prima o all'inizio dei tre pasti per circa 15-20 giorni al mese, uno schema terapeutico che può essere seguito anche per lunghi periodi. Questo prodotto è stato formulato con un esclusivo pool di enzimi in grado di agire specificatamente su ciascuna delle famiglie dei nutrienti (proteine, lipidi e carboidrati). Oltre ad amilasi, lipasi e proteasi, il prodotto contiene anche delle fitasi, enzimi specifici utilissimi per la digestione delle fibre vegetali e di conseguenza per riuscire a ridurre la fermentazione intestinale. Digerire meglio vuol dire tollerare meglio quello che mangiamo. In questo senso gli enzimi digestivi sono un ottimo adiuvante nel recupero e nel mantenimento della tolleranza immunologica.

Capitolo 21

I test e gli esami che ci aiutano

Fino a poco tempo fa, chi cercava soluzioni concrete ai problemi dovuti all'infiammazione da cibo e alle ipersensibilità alimentari si scontrava con svariate difficoltà diagnostiche e con l'assenza quasi totale di un protocollo condiviso sulla diagnosi e sulle indicazioni terapeutiche, finora tese per la maggior parte all'eliminazione dei cibi responsabili senza l'obiettivo del recupero di un rapporto di amicizia col cibo. Oggi, grazie agli sviluppi della ricerca in questa direzione, disponiamo di strumenti vecchi e nuovi e di una nuova visione globale in grado di orientarci con maggiore concretezza.

RECALLERPROGRAM

RecallerProgram® è un sistema integrato di analisi, interpretazione esperta e diagnosi delle ipersensibilità alimentari e di rieducazione al recupero della tolleranza immunologica nei confronti dei cibi. *RecallerProgram* integra finalmente in un solo sistema elementi scientifici (un test di diagnosi IgG specificamente studiato per questo programma, con una ben definita piastra diagnostica) e una modalità di interpretazione che considera i grandi gruppi alimentari anziché i singoli alimenti, con un'impostazione dietetica personalizzata.

RecallerProgram vanta numerosi punti di forza, che si caratterizzano per precise differenze rispetto ai molti test attualmente disponibili. Ciò che risulta più evidente a chi ritira l'esito del test è il fatto di ricevere la proposta di un nuovo approccio alimentare applicabile con semplicità, chiaro da capire e corredato dalle spiegazioni necessarie per sostenere la motivazione personale a iniziare un percorso verso il benessere. In questo approccio pratico sta la vera differenza rispetto ai test effettuati da qualsiasi laboratorio di analisi. Il referto di *RecallerProgram* non è il semplice esito di un test diagnostico (la sua interpretazione è infatti sottoscritta da un medico), ma una proposta nutrizionale seria e applicabile da subito. È di estrema importanza, infatti, che le persone capiscano che la tolleranza alimentare si recupera, che il benessere può e deve essere riconquistato e che il cibo è loro amico. La dieta prescritta non è mai di eliminazione ma di rotazione, perché si basa su principi come la tolleranza, il livello di soglia e lo svezzamento. Nessun cibo, quindi, viene tolto, e questo – per moltissime persone – è una novità assoluta.

Abbiamo già ricordato che la valutazione delle IgG è fatta in accordo alle teorie evoluzionistiche dell'infiammazione da cibo e alle indicazioni fornite da Finkelman sull'interpretazione bidirezionale della loro azione, un elemento che solo *RecallerProgram* utilizza. Inoltre, la valutazione dei livelli di IgG è fatta con la ridefinizione dei cut-off per ogni singola sostanza alimentare. È deprimente vedere che tutti gli altri test utilizzano criteri diagnostici standardizzati, con lo stesso valore per il tè come per il tonno, per il glutine come per la nocciola. Si tratta di alimenti che invece hanno modalità di digestione e reazione antigenica nell'organismo profondamente diverse. A nostro avviso, altri test IgG che non definiscono questi parametri mancano di sufficienti basi scientifiche per essere proposti al mondo medico.

A fronte di un test di diagnosi IgG appositamente studiato per le esigenze italiane, quindi, deriva una proposta alimentare individualizzata, impostata e refertata dallo staff medico di GEK srl (struttura sanitaria specialistica autorizzata con sede a Milano) con la supervisione del dott. Attilio Speciani in qualità di direttore sanitario, confortata quindi dal suo parere esperto di allergologo e immunologo clinico. *RecallerProgram* può essere effettuato anche in farmacia (molte farmacie italiane hanno già aderito al progetto e sono elencate sul sito www.recallerprogram.com) consentendo a sempre più persone di avere a disposizione vicino a casa la possibilità di effettuarlo. (Medici, centri sanitari o farmacisti interessati a diventare centri per l'esecuzione di questo test possono inoltrare la loro richiesta a farmainfo@recallerprogram.com).

Vale la pena di ricordare qui che anche *RecallerProgram*, come tutti gli altri test per la diagnosi delle ipersensibilità alimentari oggi disponibili, sfrutta una tecnica diagnostica non convenzionale. "Non convenzionale" significa che non è ancora stata accettata univocamente dal mondo accademico classico e quindi non è certificato dal Ministero della Sanità Italiano. Per quanto resti un test non convenzionale, *RecallerProgram* si fonda comunque su basi scientifiche serie e ben documentate e su lavori peer-reviewd indiscutibili.

Già oggi è allo studio un'evoluzione di *RecallerProgram*: presto sarà possibile affiancare al dosaggio delle IgG anche la valutazione quantitativa del BAFF *(B-cell Activating Factor)*, citochina importantissima per la conferma di un fenomeno allergico non-IgE-mediato, della quale abbiamo già parlato. In un certo senso diventerà possibile evidenziare un dato analitico scientifico in grado di indicare la forza dell'ipersensibilità alimentare in un dato momento e, contemporaneamente, identificare i cibi che possono esserne responsabili. Altre proposte di

sviluppo, per esempio sulla ricerca di IgG per antigeni respiratori, sono pure in fase di preparazione e diventeranno presto strumenti integrativi per la ricerca del benessere.
Nel nostro lavoro di ricerca abbiamo studiato la concentrazione di BAFF e PAF (*Platelet Activating Factor*, Fattore di Attivazione Piastrinica) in 64 soggetti. La stretta correlazione, statisticamente significativa, nell'andamento di queste due molecole infiammatorie, supporta ulteriormente la possibilità che il BAFF sia un attore centrale nelle risposte allergiche non IgE-mediate. I risultati di questo lavoro sono stati presentati a Nizza nel febbraio 2013, in occasione di un importante congresso scientifico (FAAM 2013), organizzato dell'European Academy of Allergy and Clinical Immunology [1].

ESAMI EMATOCHIMICI

Alcuni comuni esami del sangue possono essere di estrema utilità sia per la documentazione dell'infiammazione da cibo sia per seguirne l'andamento nel tempo. Un singolo valore alterato non può essere una specifica indicazione di allergia, ma un'alterazione persistente e su più piani dei risultati di questi esami può orientare la diagnosi verso un'infiammazione di bassa intensità o una ipersensibilità.
Tra questi vanno compresi:

- lo "slivellamento" dei globuli bianchi verso i valori massimi (come ad esempio valori di 8.500 leucociti con 79-85% di neutrofili), se persistente, può essere considerato il segnale di uno stato irritativo cronico a livello intestinale;
- l'eccessiva presenza di eosinofili (particolari globuli bianchi il cui valore è mostrato nella formula leucocitaria). Anche se alcuni laboratori considerano nella norma valori fino al 10%, noi riteniamo questo dato già decisamente "mosso" quando supera il 4%. La diversa lettura è probabilmente legata al fatto che negli ultimi anni le allergie sono molto più diffuse nella popolazione media. Quando il dato è alterato, le uniche cause possibili sono un'allergia, una parassitosi intestinale o un'allergia alimentare ritardata.

Altri segni che si riscontrano spesso in concomitanza con fenomeni di allergia o di ipersensibilità alimentare cronica sono livelli ridotti – o che si avvicinano ai valori inferiori – di complemento C3 e C4 e l'aumento aspecifico delle gammaglobuline (dal 19% in su). Il complemento può essere raffigurato come un serbatoio di "benzina speciale" che si consuma ogni volta che nel nostro organismo il sistema immunitario si attiva con una reazione allergica non mediata dalle Immunoglobuline E. Questa attivazione può essere del tutto asintomatica, cioè priva di manifestazioni allergiche evidenti, tanto da passare inosservata. Distinguendo i normali livelli di complemento tra le sue due componenti principali, possiamo affermare che per il C3 corrispondono a valori compresi tra 90 e 180 mg/dl, mentre per il C4 tra 10 e 40 mg/dl. Il valore di complemento C3 (da sempre valutato come "normale" all'interno dei valori segnalati) ha avuto negli ultimi

anni un calo nella popolazione media. In mancanza di farmaci per trattare questa anomalia, molti laboratori, hanno scelto di abbassare i normali valori di riferimento a 50-140, commettendo però una barbarie dal punto di vista metodologico e, soprattutto, facendo perdere di vista un importante indicatore del funzionamento del sistema immunitario.
È importante quindi imparare a leggere gli esami del sangue con occhio critico: determinati valori che si collocano vicino a un estremo della scala possono essere – nella valutazione dello stato di salute di un individuo – altrettanto utili quanto altri decisamente fuori dalla norma. Inoltre, notare la tendenza a determinate condizioni ci permette di intervenire sul problema prima che la situazione diventi realmente preoccupante. Molti di questi esami, naturalmente, migliorano in parallelo con il trattamento alimentare del disturbo correlato.

ESAME DELLE FECI

Si tratta di uno degli strumenti più semplici a disposizione del medico o di chi voglia approfondire la conoscenza sulla funzionalità dell'intestino. Parlando di ipersensibilità alimentari è un tema obbligato, eppure pochissimi ci pensano. Quando l'intestino non assorbe correttamente, oppure è infiammato, facilmente la digestione risulta incompleta. Il semplice test di controllo delle caratteristiche fisicochimiche delle feci consente di ricavare dati utili sulle cause dell'intolleranza.
In molti casi, nelle feci si evidenzia la presenza di fibre carnee non digerite, o di amidi, o di grassi digeriti solo parzialmente e non assorbiti. Verificati questi dati, dovrebbe nascere spontaneo un intervento mirato alla funzione pancreatica (spesso carente) o all'acidità gastrica (spessissimo annullata da un uso protratto degli inibitori di pompa, che si nascondono dietro al nome subdolamente rassicurante di protettori gastrici); molte volte, infatti, una semplice integrazione con estratti pancreatici o enzimi digestivi riduce significativamente i disturbi da intolleranza. Quando il pancreas non produce correttamente i suoi enzimi, o lo stomaco non mette in campo l'acidità necessaria per la digestione, le proteine passano immodificate nell'intestino tenue e lì favoriscono la reattività allergica nei confronti degli alimenti ingeriti. Altre importantissime indicazioni arrivano dalla ricerca di parassiti intestinali e dalla ricerca con coltura dei miceti fecali. Si tratta di tre esami tanto semplici ed economici quanto difficili da ottenere. In molte regioni italiane questa richiesta manda in "tilt" intere aziende sanitarie, che non sono in grado di eseguire queste banali ricerche cliniche.
Una concentrazione elevata di calprotectina (una particolare proteina) nelle feci indica uno stato di flogosi intestinale che ci consente di orientare la diagnosi o le successive indagini in modo più preciso. La calprotectina fecale permette di distinguere con precisione tra le sindromi organiche intestinali e le sindromi funzionali. Se valori di calprotectina fecale molto superiori alla norma impongono indagini più approfondite, spesso valori borderline indicano un aumento

dell'infiammazione a livello intestinale che in molti casi è dovuto alla presenza di ipersensibilità alimentari.
Per concludere, gli esami delle feci che chiediamo con maggiore frequenza ai nostri pazienti sono:
1. esame chimico-fisico delle feci.
2. Ricerca di miceti fecali con coltura.
3. Ricerca di parassiti intestinali (senza o con arricchimento).
4. Dosaggio della calprotectina fecale.

In alcuni casi può anche rivelarsi utile una valutazione della presenza di sangue occulto fecale su tre campioni, come screening per il tumore del colon-retto, e una ricerca dell'elastasi o della triptasi per perfezionare l'indagine sulla funzione pancreatica.

Capitolo 22

Lo svezzamento, momento cruciale per la struttura immunologica

Abbiamo già affrontato nei capitoli 6 e 10 il tema dello svezzamento come una delle più efficaci tecniche di reintroduzione alimentare, anche in casi particolari di reattività. Ma vogliamo concludere questo libro sottolineando ancora una volta che questa pratica è davvero la chiave di volta del processo di guarigione da un rapporto alterato con il cibo.

Il fatto di essere allergici o intolleranti non è un difetto o una sfortuna; è la diretta conseguenza della perdita di quel controllo attivo che ogni essere vivente mette in atto fin dalla nascita per conquistarsi – faticosamente – la tolleranza nei confronti delle sostanze che lo circondano, alimentari, respiratorie o ambientali che siano. Attraverso il graduale contatto con l'ambiente esterno, fatto di acari, funghi, muffe, alimenti, batteri, sostanze tossiche e di un'infinità di altri elementi, ogni essere vivente passa dalla reattività violenta alla tolleranza, addirittura trasformando alcune di queste sostanze estranee in prodotti indispensabili alla propria esistenza.

Vale davvero la pena, allora, di rileggere in questa ottica il già citato lavoro di Stockinger [1], che ha chiarito come lo svezzamento infantile sia davvero il momento in cui l'organismo non solo acquisisce la capacità di creare tolleranza, ma anche di determinare la propria struttura immunologica di controllo dell'infiammazione e di prevenzione dalle più importanti malattie croniche. Quello che si può fare con ogni lattante, si può ripetere in seguito con ogni adulto che abbia perso la capacità di adattamento acquisita allora.

UN NUOVO SVEZZAMENTO, L'OCCASIONE PER GUARIRE

Quando incontriamo persone che per molto tempo non hanno avuto alcun contatto con un certo alimento – considerato "nemico" – osserviamo spesso qualche lieve disturbo in fase di reintroduzione di quello stesso alimento. La prassi che seguiamo in questi casi è di tranquillizzare la persona, ricordandole che sta avvenendo esattamente la stessa cosa che succederebbe a un lattante nel processo dello svezzamento. È del tutto naturale che l'incontro con un cibo sconosciuto (o equivalente) provochi inizialmente piccoli fastidi digestivi, un po' di aria nella pancia, talvolta modeste reazioni generali. Corrisponde in qualche misura alla "colica" del lattante che sta cercando faticosamente di adattarsi al mondo esterno, un fenomeno che gradualmente si attenua e lascia spazio alla piena riconquista della tolleranza immunologica.

Lo svezzamento è dunque quel momento magico in cui il neonato passa dall'intolleranza globale al pieno adattamento, che gli consente di mangiare di tutto. A questo proposito, citiamo uno spunto letterale dal lavoro di Stockinger: "La mucosa intestinale affronta la sfida di regolare il bilancio tra la tolleranza immunologica verso batteri commensali, stimoli ambientali e antigeni alimentari da un lato, e induzione di un'efficace risposta immunitaria difensiva nei confronti di batteri patogeni dall'altro. Questo impegno regolatorio è di importanza critica per prevenire una inappropriata attivazione immunologica che possa per altro portare a infiammazione cronica, distruzione di tessuti e disfunzione di alcuni organi e apparati".

Significa che lo svezzamento e il recupero della tolleranza sono gli strumenti naturali che possono dare a ogni essere umano la possibilità di trasformare il proprio sistema immunitario in un "gigante buono" anziché in un "missile impazzito". È proprio questa la sensazione percepita quotidianamente da noi, ma soprattutto dai nostri pazienti che completano il loro processo di svezzamento e guarigione, nella costruzione dell'amicizia col cibo su cui si fonda il nuovo paradigma. Ed è accompagnati da metafore confortanti come quella del "brodino vegetale" (usato in tutte le famiglie italiane nel corso dello svezzamento) e della "pentola a pressione" che lancia fischi di avvertimento, che ci muoviamo lungo la strada dell'innovazione nello sviluppo dell'immunologia moderna, per un benessere e una salute accessibili a tutti.

Bibliografia

Capitolo 1

1. Campbell J.D., Gangur V., Simons F.E., HayGlass K.T. «Allergic humans are hyporesponsive to a CXCR3 ligand-mediated Th1 immunity-promoting loop». FASEB J 18, n. 2 (feb. 2004): 329-31.

2. Stockinger S., Hornef M.W., Chassin C., «Establishment of intestinal homeostasis during the neonatal period». Cell Mol Life Sci 68, n. 22 (nov. 2011): 3699-712.

Capitolo 2

1. Chatzi L., Torrent M., Romieu I., Garcia-Esteban R., Ferrer C., Vioque J., Kogevinas M., Sunyer J., «Diet, wheeze, and atopy in school children in Menorca, Spain». Pediatr Allergy Immunol 28, n. 6 (dic. 2007): 480-5.

2. Flinterman A.E., Knulst A.C., Meijer Y, Bruijnzeel-Koomen C.A., Pasmans S.G., «Acute allergic reactions in children with AEDS after prolonged cow's milk elimination diets.» Allergy 61, n. 3 (mar. 2006): 370-4.

3. Martin Esteban M., Pascual C., Fiandor A., Ojeda J.A., «A possible consequence of long-term elimination diet in IgE mediated subclinical food hypersensitivity». Allerg Immunol (Paris) 20, n. 2 (feb. 1988): 55-6.

4. Larramendi C.H., Martín Esteban M., Pascual Marcos C., Fiandor A., Díaz Pena J.M., «Possible consequences of elimination diets in asymptomatic immediate hypersensitivity to fish». Allergy 47, n. 5 (oct. 1992): 490-4.

5. Clark A.T., Islam S., King Y., Deighton J., Anagnostou K., Ewan P.W., «Successful oral tolerance induction in severe peanut allergy». Allergy 64, n. 8 (aug. 2009): 1218-20.

6. Sampson H.A., «Update on food allergy». J Allergy Clin Immunol 113, n. 5 (may 2004): 805-19.

7. Pons L., Ponnappan U., Hall R.A., Simpson P., Cockrell G., West C.M., Sampson H.A., Helm R.M., Burks A.W., «Soy immunotherapy for peanut-allergic mice: modulation of the peanut-allergic response». J Allergy Clin Immunol 114, n. 4 (oct. 2004): 915-21.
8. Speciani A.F., Soriano J., Speciani M.C., Piuri G., «Five Great Food Clusters of specific IgG for 44 common food antigens. A new approach to the epidemiology of food allergy». EAACI-FAAM 2013, FAAM13-1105 (feb. 2013): PS04-067.

Capitolo 3
1. Sapone A., Lammers K.M., Casolaro V., Cammarota M., Giuliano M.T., De Rosa M., Stefanile R., Mazzarella G., Tolone C., Russo M.I., Esposito P., Ferraraccio F., Cartenì M., Riegler G., de Magistris L., Fasano A., «Divergence of gut permeability and mucosal immune gene expression in two gluten-associated conditions: celiac disease and gluten sensitivity». BMC Med, n. 9 (mar. 2011): 23-34.
2. Finkelman F.D., «Anaphylaxis: lessons from mouse models». J Allergy Clin Immunol 120, n. 3 (sep. 2007): 506-15.
3. Khodoun M.V., Strait R., Armstrong L., Yanase N., Finkelman F.D., «Identification of markers that distinguish IgE- from IgG-mediated anaphylaxis». Proc Natl Acad Sci USA 108, n. 30 (jul. 2011): 12413-8.
4. Lied G.A., Lillestøl K., Valeur J., Berstad A., «Intestinal B cell-activating factor: an indicator of non-IgE-mediated hypersensitivity reactions to food?». Aliment Pharmacol Ther 32, n. 1 (jul. 2010): 66-73.

Capitolo 4
1. Sapone A., Lammers K.M., Casolaro V., Cammarota M., Giuliano M.T., De Rosa M., Stefanile R., Mazzarella G., Tolone C., Russo M.I., Esposito P., Ferraraccio F., Cartenì M., Riegler G., de Magistris L., Fasano A., «Divergence of gut permeability and mucosal immune gene expression in two gluten-associated conditions: celiac disease and gluten sensitivity». BMC Med, n. 9 (mar. 2011): 23-34.
2. Speciani A.F., Fossaluzza V., Peressini A., Passelli A., Gianfranceschi P., «Significant reduction of stiffness and pain, but not of swelling in patients with R.A. avoiding suspected food hypersensitivities». ACI News 173 [suppl 2] (1994).
3. Gianfranceschi P., Fasani G., Speciani A.F., «Rheumatoid arthritis and the drop in tolerance to foods: elimination diets and the reestablishment of tolerance by low-dose diluted food». Ann N Y Acad Sci, n. 778 (feb. 1996): 379-81.
4. Fumagalli M., Pigatto P.D., Legori A., Speciani A.F., Gianfranceschi P., Fasani G., «Usefulness of a new non-invasive method (DRIA test) in the diagnosis of nickel dependent pompholix». Australasian Journal of Dermatology 38 [suppl 2] (1997): 3040.
5. Speciani A.F., Pigatto P.D., Fasani G., Fumagalli M., «Treatment of nickel dependent dermatitis by low-dose nickel solution, individually defined by DRIA test (Dynamometric Research In food Allergy)». Allergy 43, n. 53 [suppl] (1998): 71.
6. Speciani A.F., Fasani G., Fumagalli M., «Oral tolerance induction by low-dose

nickel solution. Effective and safe treatment of nickel-induced eczema». Allergy 56, n. s68 (2001): 146.
7. Perrone G., Cestaro B., Cazzola R., Ostan B., Speciani A.F., «Food Hypersensitivity: significant improvement of lag-time, oxidative pattern and cholesterol level in adults following a DRIA test defined diet». Allergy Clin Immunol Int Suppl 1 (2003): 214.
8. Speciani A., Chiozzi V., Cetin I., Piuri G., De Lucchi L., Bozzo G., «Successful treatment of recurrent candidiasis with yeast-reducing diet and induction of low-dose tolerance towards fungal agents». Poster Session 61 – Immunologic and Clinical Aspects of Allergy and Infection – XXVIII Congress of the European Academy of Allergy and Clinical Immunology, EAACI 2009 – Varsavia.
9. Speciani A., Piuri G., Chiozzi V., De Lucchi L., Corti A., Pozzi R., «Successful and cost-effective treatment of allergic rhinitis by induction of low-dose tolerance towards grass pollen». XXIX Congress of the European Academy of Allergy and Clinical Immunology, EAACI 2010 – Londra.
10. Kardinaal A.F., «Epidemiology of food allergy and food intolerance». Bibl Nutr Dieta, n. 48 (1991): 105-15.
11. Finkelman F.D., «Anaphylaxis: lessons from mouse models». J Allergy Clin Immunol 120, n. 3 (sep. 2007): 506-15.
12. Sampson H.A., «Update on food allergy». J Allergy Clin Immunol 113, n. 5 (may 2004): 805-19.
13. Werfel T., «The role of leukocytes, keratinocytes, and allergen-specific IgE in the development of atopic dermatitis». J Invest Dermatol 129, n. 8 (aug. 2009): 1878-91.

Capitolo 6
1. Brandt E.B., Scribner T.A., Akei H.S., Rothenberg M.E., «Experimental gastrointestinal allergy enhances pulmonary responses to specific and unrelated allergens». J Allergy Clin Immunol 118, n. 2 (aug. 2006): 420-7.
2. Matzinger P., «The danger model: a renewed sense of self». Science 296, n. 5566 (apr. 2002): 301-5.
3. Longo G., Barbi E., Berti I., Meneghetti R., Pittalis A., Ronfani L., Ventura A., «Specific oral tolerance induction in children with very severe cow's milk-induced reactions». J Allergy Clin Immunol 121, n. 2 (feb. 2008): 343-7.

Capitolo 8
1. Zeyda M., Farmer D., Todoric J., Aszmann O., Speiser M., Györi G., Zlabinger G.J., Stulnig T.M., «Human adipose tissue macrophages are of an anti-inflammatory phenotype but capable of excessive pro-inflammatory mediator production». Int J Obes (Lond) 31, n. 9 (sep. 2007).
2. Solt L.A., Madge L.A., Orange J.S., May M.J., «Interleukin-1-induced NF-kappaB activation is NEMO-dependent but does not require IKKbeta». J Biol Chem 282, n. 12 (mar. 2007): 8724-33.

3. Steppan C.M., Bailey S.T., Bhat S., Brown E.J., Banerjee R.R., Wright C.M., Patel H.R., Ahima R.S., Lazar M.A., «The hormone resistin links obesity to diabetes». Nature 409, n. 6818 (jan. 2001): 307-12.

Capitolo 10

1. Longo G., Barbi E., Berti I., Meneghetti R., Pittalis A., Ronfani L., Ventura A., «Specific oral tolerance induction in children with very severe cow's milk-induced reactions». J Allergy Clin Immunol 121, n. 2 (feb. 2008): 343-7.
2. Pons L., Ponnappan U., Hall R.A., Simpson P., Cockrell G., West C.M., Sampson H.A., Helm R.M., Burks A.W., «Soy immunotherapy for peanut-allergic mice: modulation of the peanut-allergic response». J Allergy Clin Immunol 114, n. 4 (oct. 2004): 915-21.
3. Jones S.M., Pons L., Roberts J.L., Scurlock A.M., Perry T.T., Kulis M., Shreffler W.G., Steele P., Henry K.A., Adair M., Francis J.M., Durham S., Vickery B.P., Zhong X., Burks A.W., «Clinical efficacy and immune regulation with peanut oral immunotherapy». J Allergy Clin Immunol 124, n. 2 (aug. 2009): 292-300.
4. Hofmann A.M., Scurlock A.M., Jones S.M., Palmer K.P., Lokhnygina Y., Steele P.H., Kamilaris J., Burks A.W., «Safety of a peanut oral immunotherapy protocol in children with peanut allergy». J Allergy Clin Immunol 124, n. 2 (aug. 2009): 286-91.

Capitolo 12

1. Clark S., Espinola J., Rudders S.A., Banerji A., Camargo C.A. Jr., «Frequency of US emergency department visits for food-related acute allergic reactions». J Allergy Clin Immunol 127, n. 3 (mar. 2011): 682-3.
2. Kardinaal A.F., «Epidemiology of food allergy and food intolerance». Bibl Nutr Dieta, n. 48 (1991): 105-15.
3. Keith J.N., Nicholls J., Reed A., Kafer K., Miller G.D., «The prevalence of self-reported lactose intolerance and the consumption of dairy foods among African American adults are less than expected». J Natl Med Assoc 103, n. 1 (jan. 2011): 36-45.
4. Lind R., Olafsson S., Hjelland I., Berstad A., Lied G.A., «Lifestyle of patients with self-reported food hypersensitivity differ little from controls». Gastroenterol Nurs 31, n. 6 (nov.-dec. 2008): 401-10.
5. Genuis S.J., «Sensitivity-related illness: the escalating pandemic of allergy, food intolerance and chemical sensitivity». Sci Total Environ 408, n. 24 (nov. 2010): 6047-61.

Capitolo 13

1. Matzinger P., «The danger model: a renewed sense of self». Science 296, n. 5566 (apr. 2002): 301-5.
2. Profet M., «The function of allergy: immunological defense against toxins». Q Rev Biol 66, n. 1 (mar. 1991): 23-62.

Capitolo 14
1. Finkelman F.D., «Anaphylaxis: lessons from mouse models». J Allergy Clin Immunol 120, n. 3 (sep. 2007): 506-15.

Capitolo 15
1. Melnikova V., Bar-Eli M., «Inflammation and melanoma growth and metastasis: the role of platelet-activating factor (PAF) and its receptor». Cancer Metastasis Rev 26, n. 3-4 (dec. 2007): 359-71.
2. Kim H.A., Kim K.J., Yoon S.Y., Lee H.K., Im S.Y., «Glutamine inhibits platelet-activating factor-mediated pulmonary tumour metastasis», Eur J Cancer 48, n. 11 (jul. 2012): 1730-8.
3. Champ C.E., Volek J.S., Siglin J., Jin L., Simone N.L., «Weight gain, metabolic syndrome, and breast cancer recurrence: are dietary recommendations supported by the data?». Int J Breast Cancer, 2012.

Capitolo 16
1. Bazar K.A., Yun A.J., Lee P.Y., Daniel S.M., Doux J.D., «Obesity and ADHD may represent different manifestations of a common environmental oversampling syndrome: a model for revealing mechanistic overlap among cognitive, metabolic, and inflammatory disorders». Med Hypotheses 66, n. 2 (2006): 263-9.

Capitolo 17
1. Lago F., Dieguez C., Gómez-Reino J., Gualillo O., «Adipokines as emerging mediators of immune response and inflammation». Nat Clin Pract Rheumatol 3, n. 12 (dec. 2007): 716-24.
2. Hamada M., Abe M., Miyake T., Kawasaki K., Tada F., Furukawa S., Matsuura B., Hiasa Y., Onji M., «B cell-activating factor controls the production of adipokines and induces insulin resistance». Obesity (Silver Spring) 19, n. 10 (oct. 2011): 1915-22.
3. Kim H.A., Kim K.J., Yoon S.Y., Lee H.K., Im S.Y., «Glutamine inhibits platelet-activating factor-mediated pulmonary tumour metastasis». Eur J Cancer 48, n. 11 (jul. 2012): 1730-8.
4. Ferraccioli G., Gremese E., «Adiposity, joint and systemic inflammation: the additional risk of having a metabolic syndrome in rheumatoid arthritis». Swiss Med Wkly 141 (may 2011).
5. Krystufková O., Vallerskog T., Helmers S.B., Mann H., Putová I., Belácek J., Malmström V., Trollmo C., Vencovsky J., Lundberg I.E., «Increased serum levels of B cell activating factor (BAFF) in subsets of patients with idiopathic inflammatory myopathies». Ann Rheum Dis 68, n. 6 (jun. 2009): 836-43.
6. Bombardieri M., Kam N.W., Brentano F., Choi K., Filer A., Kyburz D., McInnes I.B., Gay S., Buckley C., Pitzalis C., «A BAFF/APRIL-dependent TLR3-stimulated pathway enhances the capacity of rheumatoid synovial fibroblasts to induce AID

expression and Ig class-switching in B cells». Ann Rheum Dis 70, n. 10 (oct. 2011): 1857-65.

Capitolo 18

1. Lin E.Y., Li J.F., Gnatovskiy L., Deng Y., Zhu L., Grzesik D.A., Qian H., Xue X.N., Pollard J.W., «Macrophages regulate the angiogenic switch in a mouse model of breast cancer». Cancer Res 66, n. 23 (dec. 2006): 11238-46.
2. Lin E.Y., Pollard J.W., «Tumor-associated macrophages press the angiogenic switch in breast cancer». Cancer Res 67, n. 11 (jun. 2007): 5064-6.
3. Fragioudaki M., Boula A., Tsirakis G., Psarakis F., Spanoudakis M., Papadakis I.S., Pappa C.A., Alexandrakis M.G., «B cell-activating factor: its clinical significance in multiple myeloma patients». Ann Hematol 91, n. 9 (sep. 2012): 1413-8.
4. Fragioudaki M., Tsirakis G., Pappa C.A., Aristeidou I., Tsioutis C., Alegakis A., Kyriakou D.S., Stathopoulos E.N., Alexandrakis M.G., «Serum BAFF levels are related to angiogenesis and prognosis in patients with multiple myeloma». Leuk Res 36, n. 8 (aug. 2012): 1004-8.

Capitolo 19

1. Sapone A., Lammers K.M., Casolaro V., Cammarota M., Giuliano M.T., De Rosa M., Stefanile R., Mazzarella G., Tolone C., Russo M.I., Esposito P., Ferraraccio F., Cartenì M., Riegler G., de Magistris L., Fasano A., «Divergence of gut permeability and mucosal immune gene expression in two gluten-associated conditions: celiac disease and gluten sensitivity». BMC Med, n. 9 (mar. 2011): 23-34.
2. Biesiekierski J.R., Newnham E.D., Irving P.M., Barrett J.S., Haines M., Doecke J.D., Shepherd S.J., Muir J.G., Gibson P.R., «Gluten causes gastrointestinal symptoms in subjects without celiac disease: a double-blind randomized placebo-controlled trial». Am J Gastroenterol 106, n. 3 (mar. 2011): 508-14.

Capitolo 21

1. Piuri G., Soriano J., Speciani M.C., Speciani A.F., «B cell Activating Factor (BAFF) and Platelet Activating Factor (PAF) could both be markers of non-IgE-mediated reactions». EAACI-FAAM 2013, FAAM13-1103 (feb. 2013): OAS1-05.

Capitolo 22

1. Stockinger S., Hornef M.W., Chassin C., «Establishment of intestinal homeostasis during the neonatal period». Cell Mol Life Sci 68, n. 22 (nov. 2011): 3699-712.

NELLA STESSA **COLLANA**